Das Skript der Physiologie für Veterinärmediziner

Teil 6

Homöostase, Stress & Endokrinologie

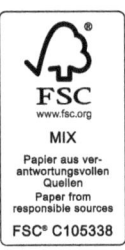

Bibliografische Information der Deutschen Nationalbibliothek: Die Deutsche Nationalbibliothek verzeichnet diese Publikation in der Deutschen Nationalbibliografie; detaillierte bibliografische Daten sind im Internet über dnb.dnb.de abrufbar.

© 2016 Katharina Ecker
Herstellung und Verlag:
BoD – Books on Demand, Norderstedt

ISBN 978-3-7392-4522-5

Geschützte Warennamen und Warenzeichen werden nicht besonders kenntlich gemacht. Durch das Fehlen kann demnach nicht geschlossen werden, dass es sich um einen freien Warennamen handele.

Das Werk, einschließlich aller seiner Teile, ist urheberrechtlich geschützt. Jede Verwertung außerhalb der engen Grenzen des Urheberrechtsgesetzes ist ohne schriftliche Zustimmung des Autors unzulässig und strafbar. Dies gilt insbesondere für elektronische oder sonstige Vervielfältigungen, Übersetzungen, Einspeicherung und Verarbeitung in elektronische Systeme und Verbreitung und öffentliche Zugänglichmachung. Alle Angaben in diesem Werk erfolgen trotz sorgfältiger Bearbeitung ohne Gewähr; eine Haftung des Autors ist ausgeschlossen.

Inhaltsverzeichnis

Säure-Basen-Haushalt	2
Wasser- & Elektrolythaushalt	17
Natrium-, Kalium- & Chloridhomöostase	25
Magnesiumhomöostase	41
Phosphathomöostase	46
Knochenphysiologie & Calciumhomöostase	50
Energiehomöostase	72
Thermoregulation	85
Stress	100
Allgemeine & Spezielle Endokrinologie	109

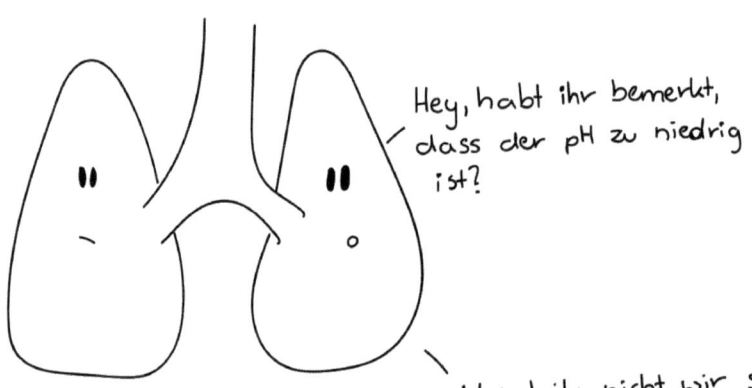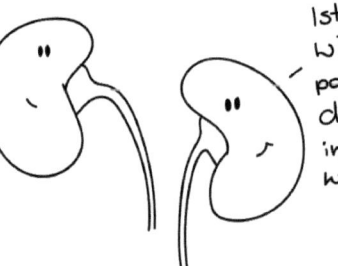

Säure – Basen – Haushalt

Der pH – Wert der extrazellulären Flüssigkeit beträgt durchschnittlich etwa 7,4 und wird unter physiologischen Bedingungen konstant gehalten. Der Grund dafür ist, dass bereits bei geringen Abweichungen die Funktionen der einzelnen Zellen und somit der Organe gestört werden und bei einem Abfall unter 7,0 oder einem Anstieg auf über 7,8 treten schwere Dysfunktionen ein, welche zum Exitus führen können.

Der Grund für die pH – Empfindlichkeit des Körpers ist größtenteils die Instabilität der Proteine gegenüber pH – Schwankungen, da sie gegenüber einem Überschuss oder Mangel an Protonen empfindlich sind. Um den pH – Wert konstant zu halten muss die Konzentration der H^+ - Ionen durch Abgabe oder Aufnahme stabil bleiben. Sind zu viele H^+ vorhanden, spricht man von einer Acidose, sind zu wenige vorhanden, von einer Alkalose.

H^+ können durch Säuren in flüchtiger und in nichtflüchtiger Form entstehen. Eine flüchtige Säure wäre CO_2, welches mit H_2O zu Kohlensäure (H_2CO_3) reagiert und anschließend in HCO_3^- und H^+ zerfällt. Im Körper wird sehr viel CO_2 produziert, allerdings wird es schnell über die Lungen ausgeatmet und stellt somit kein Problem dar.

Nichtflüchtige Säuren wie H_3PO_4 oder H_2SO_4 entstehen durch die Oxidation von schwefelhaltigen Aminosäuren bzw. der Hydrolyse von Phosphorsäuren und geben bei der Verstoffwechslung unter anderem Protonen frei, die dann über die Niere ausgeschieden werden müssen. Zu einer verstärkten Ansammlung von nichtflüchtigen Säuren kommt es bei proteinreicher Ernährung, da diese Aminosäuren mit SH – Gruppen, wie Methionin oder Cystein, enthalten und

Phosphate ein wichtiger Bestandteil der DNA und RNA sind. Daher ist der Urin von Fleischfressern in der Regel auch sauer.

Wird pflanzliche Nahrung aufgenommen, ist der Urin hingegen basisch. Das liegt darin, dass in den Pflanzen Salze von organischen Säuren sind, die mit Protonen zu ihren jeweiligen Säuren verbunden werden, um sie für den Stoffwechsel brauchbar zu machen. Wenn vermehrt Protonen verbraucht werden, enthält der Körper zu viel Bicarbonat, welches die Protonen normalerweise abpuffern würde. Da zu viel Bicarbonat den pH – Wert ansteigen lassen würde, wird es ebenfalls über die Nieren ausgeschieden, womit der Harn alkalisch wird.

Um eine Acidose oder Alkalose zu vermeiden, hat der Körper mehrere Mechanismen und Systeme entwickelt. Zum einen enthalten alle Körperflüssigkeiten Puffer, wobei vor allem der Bicarbonat – Kohlensäure – Puffer bedeutend ist. Andererseits kann durch verstärkte Atmung auch vermehrt CO_2 an die Umgebung abgegeben werden und last but not least können die Nieren je nachdem, was gerade zu viel vorhanden ist, Bicarbonat oder Protonen ausscheiden.

1. Puffersysteme
Im Blut befinden sich 4 wichtige Puffersysteme:

1. Hämoglobin – Puffer
Hämoglobin, ein wichtiger Bestandteil der Erythrocyten, ist ein Protein und besteht daher aus Aminosäuren, welche 2 Enden haben: eine Aminogruppe und eine Carboxygruppe. Die Carboxygruppe ist negativ geladen und kann somit H^+ aufnehmen, die Aminogruppe ist positiv geladen und kann daher H^+ abgeben, vor allem, wenn sie als Seitenketten des Proteins in den Raum ragen.

Hämoglobin kann nun als Desoxyhämoglobin und als Oxyhämoglobin vorliegen. Desoxyhämoglobin hat es eine größere Affinität H$^+$ aufzunehmen verglichen mit Oxyhämoglobin. Das hat den praktischen Nutzen, dass Gewebe, wo O$_2$ abgegeben wird und somit Oxyhämoglobin zu Desoxyhämoglobin wird, Protonen durch seine Stoffwechselvorgänge erzeugt. Desoxyhämoglobin nimmt diese H$^+$ auf und wird dann mit dem Blutstrom wieder zur Lunge transportiert, wo es mit O$_2$ beladen wird, zu Oxyhämoglobin umgewandelt wird und somit auch in seiner Affinität für Protonen nachlässt. Dadurch löst sich das H$^+$ und reagiert mit HCO$_3^-$ zu Kohlensäure, welche in H$_2$O und CO$_2$ dissoziiert. CO$_2$ kann sofort durch die Lunge abgeatmet werden und wird somit aus dem System entfernt.

2. Protein – Puffer

Die meisten Plasmaproteine liegen bei physiologischem pH als Anionen vor und können daher H$^+$ aufnehmen. Generell ist jedoch der Hämoglobin – Puffer 6 Mal stärker als der Plasmaproteinpuffer, intrazellulär spielt er allerdings eine größere Rolle.

3. Phosphat – Puffer

Phosphorsäure (H$_3$PO$_4$) hat 3 Protonen und dadurch auch 3 Dissoziationsstufen (H$_3$PO$_4$, H$_2$PO$_4^-$, HPO$_4^{2-}$), allerdings liegen diese in so unterschiedlichen pH – Werten vor, dass nur H$_2$PO$_4^-$/HPO$_4^{2-}$ als Puffer für den Körper in Frage kommt.

Dihydrogenphosphat/Hydrogenphosphat liegt nur in geringen Konzentrationen im Plasma vor, wodurch seine Pufferwirkung im Blut nicht sonderlich stark. Allerdings kann HPO_4^{2-} in der Niere filtriert werden und bleibt während der gesamten Harnkonzentration im Tubulussystem, wodurch hier seine Konzentration und somit auch seine Pufferkapazität zunimmt. Es bindet die sezernierten Protonen, sodass sie ausgeschieden werden können.

Der Phosphat – Puffer existiert jedoch nicht nur im Blut, sondern auch in den Körperzellen.

Diese 3 Puffer sind geschlossene Systeme, das bedeutet, dass die jeweilige Gesamtkonzentration ihrer Bestandteile konstant bleibt. Der Bicarbonat/Kohlensäure – Puffer dagegen ist ein offenes System, das heißt, dass seine Bestandteile sich durch die Atmung und durch die Niere mit der Umgebung austauschen und somit keine konstante Konzentration haben.

4. Bicarbonat/Kohlensäure – Puffer

Da Kohlensäure sofort zu Wasser und CO_2 oder Bicarbonat und H^+ zerfällt, ist dieser Puffer eher als CO_2/Bicarbonat – Puffer zu bezeichnen. Es handelt sich um ein offenes System, wodurch sowohl Bicarbonat als auch CO_2 durch Regulationsmechanismen aus dem Körper geschleust werden können. Vor allem die Konzentration von Kohlendioxid kann sehr schnell durch die Atmung reguliert werden. Wird vermehrt geatmet, kann der pH – Wert des Blutes angehoben werden, wird die Atemfrequenz und – tiefe verringert, bleibt mehr CO_2 im Körper und der pH – Wert sinkt.

Die normale Konzentration für HCO_3^- liegt bei 24 mmol/l, die von CO_2 bei 1,2 mmol/l. Durch den Stoffwechsel der Zellen wird sowohl H^+ als auch CO_2 produziert.

H^+ kann von HCO_3^- abgefangen werden, wodurch H_2CO_3 entsteht, das nun zu CO_2 und H_2O zerfällt. CO_2 wird anschließend abgeatmet, wodurch seine Konzentration konstant bleibt. Wird vermehrt CO_2 produziert, wird es einerseits über die Lunge abgeatmet, andererseits bildet es mit Wasser H_2CO_3 und zerfällt zu Bicarbonat und H^+. Beides kann über die Nieren ausgeschieden werden, wobei dieser Vorgang nicht ganz so schnell abläuft, wie die Abatmung von CO_2.

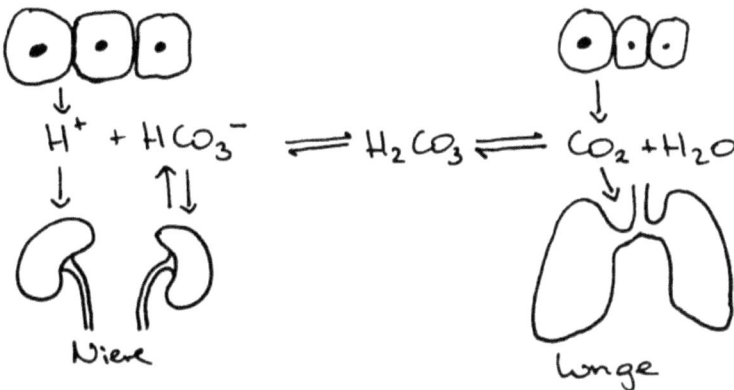

1.1. Pulmonale Regulation

Wenn durch die Stoffwechselaktivität der Gewebe vermehrt CO_2 gebildet wird, steigt auch der Partialdruck von CO_2 in der extrazellulären Flüssigkeit. Dadurch steigt auch die Bindung von CO_2 an Hämoglobin und die Abgaberate in die Lungenalveolen, einzig aufgrund der größeren Konzentrationsdifferenz zwischen dem CO_2 - Partialdruck im Blut und dem in der eingeatmeten Luft. Somit erfolgt eine Regulation des Puffersystems ohne Veränderung der Atmung.

Andererseits kann die Lunge zusätzlich dazu noch aktiv dazu beitragen. Im Glomus caroticum messen Chemorezeptoren den CO_2 - Partialdruck und den pH – Wert des Blutes. Sobald der Druck sich erhöht bzw. der pH – Wert fällt wird das Atemzentrum in der Medulla oblongata aktiviert worauf die alveoläre Ventilation erhöht wird. Dadurch kann ebenfalls vermehrt CO_2 abgeatmet werden.

1.2. Renale Regulation

Die Niere sorgt ständig durch Rückresorption dafür, dass Bicarbonat nicht verloren geht. Sobald das Bicarbonat sich im Tubulus befindet, reagiert es mit H$^+$ zu Kohlensäure, welche zu Wasser und CO_2 zerfällt. Diese Reaktion würde nur sehr langsam ablaufen, daher wird sie von der membranständigen Carboanhydrase beschleunigt. CO_2 kann problemlos durch die Membranen der Tubulusepithelzellen diffundieren und wird dann intrazellulär ebenfalls durch die Carboanhydrase zu Kohlensäure umgewandelt, welche diesmal zu HCO_3^- und H$^+$ zerfällt. H$^+$ wird durch einen Na$^+$/H$^+$ - Antiporter ins Lumen transportiert, um hier wieder mit Bicarbonat reagieren zu können, Bicarbonat wird jedoch gemeinsam mit Na$^+$ oder im Austausch gegen Cl$^-$ ins Blut geschleust.

Die Niere kann jedoch auch Bicarbonat ausscheiden, um einer Alkalose vorzubeugen, beispielsweise bei größtenteils pflanzlicher Ernährungslage. Dafür wird HCO_3^- aus dem Blut ins Tubulusepithel aufgenommen und anschließend ins Lumen transportiert. Phosphate werden in einer solchen Situation als HPO_4^{2-} ausgeschieden, um möglichst viele Protonen im Körper zu behalten.

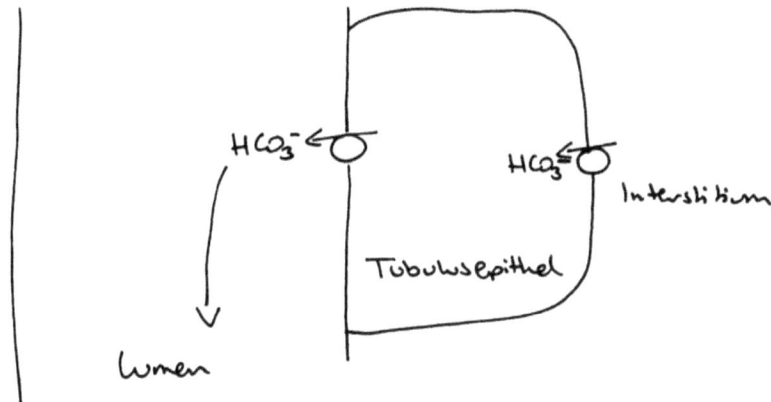

Um einer Acidose vorzubeugen, beispielsweise durch proteinreiche Ernährung, scheidet die Niere Protonen aus. Dabei können sowohl der proximale und distale Tubulus als auch das Sammelrohr Protonen im Austausch gegen Na^+ oder K^+ ins Lumen transportieren. Diese werden durch das filtrierte HPO_4^{2-} und NH_3 aufgenommen, wodurch $H_2PO_4^-$ und NH_4^+ entstehen, welche nicht mehr rückresorbiert werden. Gleichzeitig entsteht durch die Produktion von H^+ im Epithel auch Bicarbonat, welches anschließend ins Blut abgegeben wird, wodurch die Pufferkapazität des Blutes steigt.

Die Puffersysteme können den pH – Wert des Blutes innerhalb von Sekunden, im Fall der Atmung innerhalb von Minuten und durch die Nieren innerhalb von Tagen korrigieren. Die Nieren benötigen deshalb so lange, weil sie erst ihren eigenen Stoffwechsel darauf einstellen müssen. Allerdings sind sie die einzigen Organe, welche die bei der Verstoffwechslung von Aminosäuren anfallenden Schwefel – und Phosphorsäuren ausscheiden können.

2. intrazelluläre pH – Wert – Regulation

Die pH – Wert – Änderungen im Blut sind das Resultat von pH – Wert – Änderungen in einzelnen Zellen, da sie diejenigen sind, welche vermehrt oder vermindert CO_2 oder H^+ produzieren. Um ihren pH – Wert zu regulieren, haben sie dieselben Puffersysteme wie die extrazelluläre Flüssigkeit bzw. das Blut, allerdings ist der Hämoglobinpuffer natürlich nur in Erythrocyten zu finden. Intrazellulär ist die Konzentration an Phosphat und Proteinen wesentlich höher als im Plasma, wodurch hier auch ihre Pufferleistung viel größer ist.

Des Weiteren haben Zellen auch die Möglichkeit über Transportproteine in ihrer Membran Bicarbonat oder Protonen auszuscheiden bzw. aufzunehmen. Über Cl^-/HCO_3^- - Austauscher wird Bicarbonat in die Zelle aufgenommen, während über Na^+/H^+ - Austauscher Protonen abgegeben werden. Das durch die Stoffwechselleistungen der Zelle produzierte CO_2 kann durch die Membran diffundieren.

Das stabilisiert zwar den intrazellulären pH – Wert, führt aber natürlich im Endeffekt zu einer Ansäuerung der extrazellulären Flüssigkeiten und somit auch zum Blut, wodurch die Puffersysteme im Blut wichtig werden.

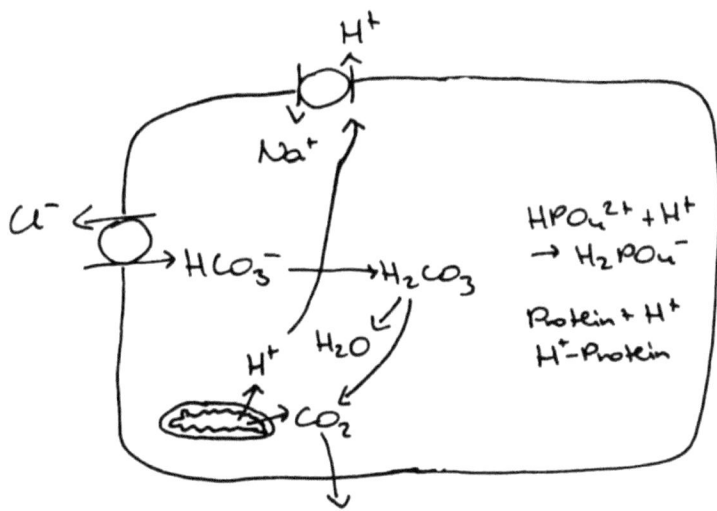

3. Störungen im Säure – Basen – Haushalt

Man kann Störungen des Säure – Basen – Haushalts grob in respiratorische und metabolische Störungen unterteilen, wobei metabolische vor allem durch die Lunge und respiratorische vorwiegend über die Nieren kompensiert werden.

3.1. respiratorische Acidose

Respiratorische Acidosen können durch verminderte Ventilation oder verminderten Gasaustausch in den Alveolen hervorgerufen werden, entweder als Folge von Hypoventilation, beispielsweise narkosebedingt, Obstruktion der Atemwege oder Diffusionsstörungen, zum Beispiel infolge eines Lungenödems. Dadurch kann nicht mehr genügend CO_2 abgegeben werden, wodurch sich der Partialdruck im Blut erhöht. Das bewirkt, dass sich die Gleichung $CO_2 + H_2O \leftrightarrow HCO_3^- + H^+$ nach rechts verschiebt, es werden also vermehrt Protonen und Bicarbonat gebildet.

Die erhöhte Protonenkonzentration im Blut stimuliert die H⁺ - Ausscheidung über die Nieren und die HCO_3^- - Bildung in ihnen. Dadurch wird der pH – Wert wieder angehoben.

$$CO_2 \uparrow + H_2O \rightarrow H_2CO_3 \rightarrow H^+ + HCO_3^-$$

3.2. respiratorische Alkalose

Eine respiratorische Alkalose entsteht durch CO_2 – Mangel infolge von Hyperventilation. Dadurch wird vermehrt CO_2 abgeatmet, die Gleichung $CO_2 + H_2O$ ↔ HCO_3^- und H⁺ wird zugunsten des Versuchs, die sinkende CO_2 – Konzentration abzufangen nach links verschoben. Es werden also vermehrt Bicarbonat und Protonen zu Kohlendioxid und Wasser umgewandelt, wobei CO_2 sofort wieder abgeatmet wird. Das stimuliert die Niere dazu vermehrt HCO_3^- und vermindert H⁺ auszuscheiden. Dadurch kann der pH – Wert im Blut wieder sinken.

$$CO_2 \downarrow + H_2O \leftarrow H_2CO_3 \leftarrow H^+ + HCO_3^-$$

3.3. metabolische Acidose

Metabolische Acidosen können viele Ursachen haben, entweder eine verstärkte Produktion von nichtflüchtigen Säuren, wie sie bei Pansenacidose, Lactatacidose oder Ketosen vorkommen, oder eine verstärkte Ausscheidung von Bicarbonat infolge von Niereninsuffizienz oder Durchfall.

Wenn nichtflüchtige Säuren ins Blut gelangen, dissoziieren sie und geben somit Protonen ab. Diese werden durch Bicarbonat in CO_2 und H_2O umgewandelt. Wenn das System überreizt ist, weil zu viel Kohlendioxid produziert wurde und somit die Reaktion gehemmt wird, bis es abtransportiert werden konnte, kommt es zur Ansäuerung des Blutes. Der pH – Abfall stimuliert Chemorezeptoren, welche das

Atemminutenvolumen steigern. Durch vermehrte CO_2 – Abgabe erfolgt eine respiratorische Kompensation.

Sollte die Niere kein Grund für die Acidose sein, kann sie ebenfalls durch eine vermehrte Abgabe von Säuren Kompensationsarbeit leisten, allerdings benötigt sie dafür mehr Zeit als die Lunge.

$$H^+\uparrow + HCO_3^- \rightarrow H_2CO_3 \rightarrow H_2O + CO_2$$

3.4. metabolische Alkalose

Metabolische Alkalosen können durch die verstärkte Aufnahme alkalischer Substanzen oder durch verstärkten Verlust von Säuren, beispielsweise in Zusammenhang mit Erbrechen, entstehen. Dadurch befinden sich weniger H^+ - Ionen im Blut und die Konzentration von Bicarbonat steigt gemeinsam mit dem pH – Wert an.

Der pH – Wert – Anstieg wird ebenfalls von Chemorezeptoren bemerkt, welche eine Verringerung des Atemminutenvolumens auslösen, wodurch vermindert CO_2 abgeatmet wird. Die Nieren reagieren ebenfalls auf länger dauernde alkalische Zustände mit einer verminderten Abgabe von Protonen.

$$H^+\downarrow + HCO_3^- \leftarrow H_2CO_3 \rightarrow H_2O + CO_2$$

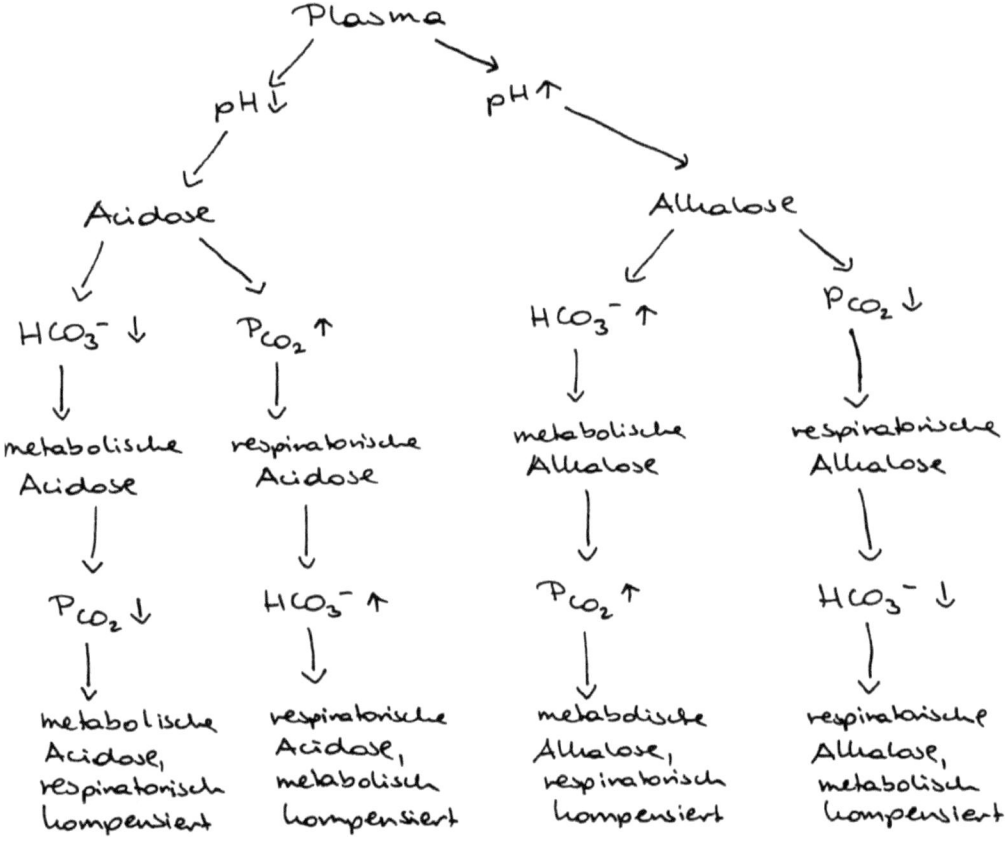

Für die Diagnostik und die nachfolgende Therapie ist dieses vereinfachte Schema allerdings nicht ausreichend, weshalb noch andere Werte erhoben werden.

Der pH – Wert zeigt an, ob es sich um eine Alkalose oder Acidose handelt, liegt aber bei kompensierten Störungen beim Normalwert von 7,4. Durch den CO_2 – Partialdruck des arteriellen Blutes kann man feststellen, ob eine normale Elimination des Kohlendioxids durch die Lunge stattfindet. Der normale pCO_2 liegt bei 5,3 kPa bzw. 40 mmHg. Der pCO_2 gibt somit viel eher Auskunft über den Säure – Basen – Haushalt als der pH – Wert, da er auch bei vollständig kompensierten Störungen verändert ist.

Der Base excess (BE) hilft bei der Unterscheidung einer respiratorischen und metabolischen Störung und bei der Beurteilung der metabolischen Seite des Säure – Basen – Status. Er hat gleichzeitig die Vorteile, dass er zum einen sehr genau ist und zum anderen nicht nur aus arteriellem sondern auch aus venösem Blut berechnet werden kann, da die Sauerstoffkonzentration in die Berechnung einfließt. Er bezeichnet den Mehrverbrauch oder Minderverbrauch von Pufferbasen und gibt somit die Menge an Säure oder Base an, die nötig ist, um einen Liter Blut mit einem pCO_2 von 40 mmHg bei 37°C auf einen pH – Wert von 7,4 zu titrieren. Der Normwert beträgt 0 ± 3 mmol/l. Wenn der Base excess negativ ist, sind nicht genügend Basen vorhanden und der Patient hat eine metabolische Acidose. Wenn der Base excess dagegen positiv ist, herrscht ein Überschuss an Basen, man müsste mit Säuren titrieren, um auf den physiologischen pH – Wert zu kommen und somit handelt es sich um eine metabolische Alkalose. Mit dem BE kann man beispielsweise die Menge Natriumbicarbonat berechnen, welche einem Patienten mit metabolischer Acidose zugeführt werden sollte.

Das Standardbicarbonat ist die HCO_3^- - Konzentration des Blutplasmas bei normaler Körpertemperatur, vollständiger Sättigung des Hämoglobins mit Sauerstoff und einem CO_2 – Partialdruck von 40 mmHg, und sollte ca 24 mmol/l betragen. Eine Erhöhung lässt auf eine metabolische Acidose schließen, eine Verringerung auf eine metabolische Alkalose. Somit ist das Standardbicarbonat wie der Base excess ein Parameter um eine respiratorische von einer metabolischen Störung abzugrenzen.

Anionenlücke

Im Blut herrscht Gleichgewicht zwischen den Anionen und Kationen sodass es elektroneutral ist. Bei der Bestimmung der Elektrolyte im Blut werden allerdings nicht alle Elektrolyte gemessen, sondern nur Natrium, Kalium, Chlorid und Bicarbonat. Die Anionenlücke ist die Differenz der Summen der Kationen und der Anionen und hilft die möglichen Ursachen einer metabolischen Acidose einzugrenzen.

$$(Na^+ + K^+) - (Cl^- + HCO_3^-) = 10 - 18 \text{ mmol/l}$$

Wenn die Anionenlücke vergrößert ist, spricht das Ergebnis dafür, dass die Bicarbonatkonzentration bei normalem Chlorid verringert ist, da sich zusätzliche Anionen im Serum befinden und es deshalb vermehrt verbraucht wird. Aus diesem Grund spricht man auch von einer Additionsacidose. Die häufigsten Additionsacidosen sind Laktatacidosen, Ketoacidosen oder werden durch chronische Niereninsuffizienz und exogene Säurebelastung hervorgerufen, beispielsweise durch ein Überangebot an S – haltigen Aminosäuren, die im Körper zu Sulfat abgebaut werden. Bei der Niereninsuffizienz als Ursache kann man auch von einer Retentionsacidose sprechen, da eine Störung der H^+ - Sekretion und HCO_3^- - Resorption in den Tubuli oder den Sammelrohren vorliegt.

Laktatacidose

Die Laktatacidose kommt durch die Anhäufung von Laktat zustande und das entsteht, wenn unter Sauerstoffmangel Glucose abgebaut wird. Die Leber kann in der Gluconeogenese im gewissen Ausmaß Laktat wiederverwerten, wenn allerdings die Leberfunktion beispielsweise durch eine Leberzirrhose eingeschränkt ist oder die Produktion an Laktat überschießt, steigt die Konzentration im Blut an und der pH – Wert sinkt.

Ketoacidose

Die Ketoacidose zeichnet sich durch eine hohe Konzentration von Ketonkörpern im Blut aus, vor allem Acetoacetat und β - Hydroxybutyrat sind erhöht. Die Ursache dafür ist ein vermehrter Fettabbau, wie er beim entgleisten Diabetes mellitus oder längerer Nahrungskarenz vorkommt.

Wenn die Anionenlücke unverändert dafür allerdings Chlorid erhöht ist, spricht es für einen Bicarbonatverlust, wie er bei länger anhaltenden Diarrhoe oder renal – tubulären Acidosen vorkommt. In diesem Fall spricht man von einer Subtraktionsacidose.

Wasser – und Elektrolythaushalt

Die Aufrechterhaltung der Körperfunktionen steht im engen Zusammenhang mit der Aufrechterhaltung der im Körper befindlichen Menge an Wasser, da Zellen und somit auch Gewebe und Organe ihre Funktion nur im wässrigen Milieu erfüllen können. Da jeder Organismus Wasser über verschiedene Wege abgibt, muss er auch dafür sorgen, dass er genauso viel wieder aufnimmt.

Wasser kann entweder mit dem Futter oder der Tränke aufgenommen werden, es entsteht allerdings auch bei oxidativen Stoffwechselprozessen. Beispielsweise wird aus $C_6H_{12}O_6$ bei Anwesenheit von Sauerstoff 6 CO_2 und 6 H_2O. Die Aufnahme von Tränkwasser ist allerdings der wichtigste der 3 Mechanismen und kann in der Regel nicht ersetzt werden.

Abgegeben wird Wasser über die Haut, die Atemwege, Urin und Kot, sowie durch die Produktion von Milch. Über die Haut und die Atemwege wird kontinuierlich Wasser durch Verdunstung abgegeben, wobei die Menge von der Umgebungstemperatur abhängig ist. Durch Schwitzen oder Hecheln wird ungleich mehr an Wasser abgegeben. Mit dem Kot wird je nach Tier wenig, bei Carnivoren und Omnivoren, bis viel, bei den meisten Herbivoren, Wasser abgegeben, wobei die Menge nur abhängig von der Kotmenge ist und somit nur bedingt reguliert werden kann. Die Wasserabgabe über den Urin kann jedoch gut reguliert werden, obwohl natürlich auch hier Grenzen erreicht werden können.

Über den Urin müssen sämtliche harnpflichtigen Substanzen ausgeschieden werden, beispielsweise Harnstoff, Harnsäure, Kreatin und Kreatinin. Diese Stoffe können nicht unendlich hoch konzentriert ausgeschieden werden, sie müssen daher mit einer gewissen Menge Wasser aus dem Körper transportiert werden.

1. Kompartimentierung des Körperwassers

Der Körper besteht zu 45 – 75 % aus Wasser – abhängig vom Alter und dem Ernährungszustand eines Tieres. Junge Tiere haben einen erheblich größeren Wasseranteil als alte, Fett enthält nur 10 – 30 % Wasser und liegt damit deutlich unter anderen Geweben, beispielsweise der quergestreiften Muskulatur mit 70 – 80 %.

Das Wasser im Körper verteilt sich in 2 Kompartimente, die extrazelluläre und die intrazelluläre Flüssigkeit. Die extrazelluläre Flüssigkeit macht ungefähr 40 % des Gesamtwassers aus und verteilt sich auf das Blutplasma, die interstitielle Flüssigkeit, welche sich zwischen den Zellen befindet, und das transzelluläre Wasser in den Hohlorganen, wie der Blase, dem Gastrointestinaltrakt und der Gelenke. Zwischen Plasma und interstitieller Flüssigkeit wird intensiv Wasser und darin gelöste Bestandteile ausgetauscht, um die Zellen zu versorgen und Stoffwechselendprodukte abzutransportieren. Der Austausch mit dem transzellulären Wasser kann nicht ganz so leicht stattfinden, da hier Epithelzellen zusätzlich zur Basalmembran die Kompartimente trennen. Dadurch kann es auch als Wasserreserve angesehen werden, welche im Fall des Vormagensystems beim Wiederkäuer große Ausmaße annehmen kann.

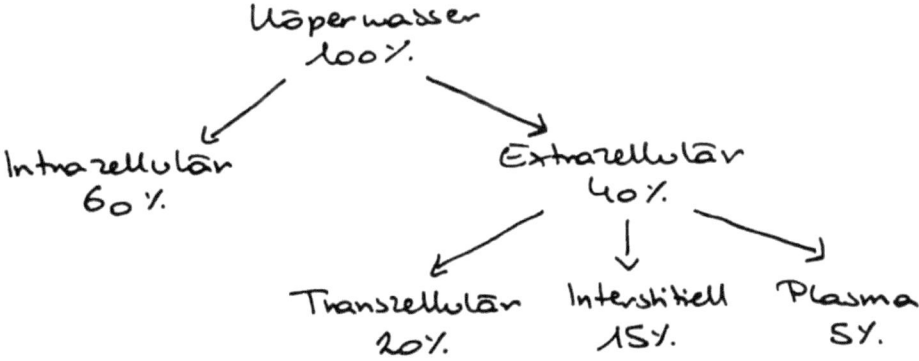

2. Zusammensetzung des Körperwassers

Die Extrazellularflüssigkeit enthält hauptsächlich Na+ als Kation und Cl- und HCO$_3$- als Anionen. Intrazellulär befinden sich vor allem K+ und zum Ausgleich der Ladung organische Anionen, also Proteine, welche in der Zelle für verschiedene Stoffwechselvorgänge zuständig sind und die Zellmembran nicht passieren können.

Die Unterschiedliche Ionenverteilung ist vor allem der Na+/K+ - ATPase zu verdanken, welche 3 Na+ gegen 2 K+ austauscht und dadurch gleichzeitig dafür sorgt, dass der Intrazellularraum negativ geladen bleibt. Insgesamt haben die Flüssigkeiten in beiden Kompartimenten die gleiche Osmolalität, weshalb kein Nettowasserstrom besteht.

Die Extrazellularflüssigkeit wird auch oft als Milieu interieur (inneres Milieu) bezeichnet und muss über die Nieren exakt reguliert werden, damit die Zellen ihren üblichen Stoffaustausch und somit Stoffwechsel und Funktion aufrechterhalten können. Blutplasma und interstitielle Flüssigkeit sind annähernd gleich in ihrer Elektrolytkonzentration, allerdings unterscheiden sie sich stark im Proteingehalt, da die Plasmaproteine nicht durch die Kapillaren durchtreten können. Somit können sie aber durch die Erzeugung des kolloidosmotischen Drucks den Wasseraustritt regulieren.

Die transzelluläre Flüssigkeit ist stark variabel in ihrer Zusammensetzung und kann daher nicht beschrieben werden.

3. Wasserströme

Wenn die Kompartimente unterschiedliche Gesamtelektrolytkonzentrationen aufweisen, kommt es infolge des verstärkten osmotischen Drucks zu größeren Wasserströmen. Grund dafür ist eine sehr gute Permeabilität biologischer Membranen für Wasser, allerdings nicht für darin gelöste Teilchen und die

Eigenschaft von Wasser Konzentrationen ausgleichen zu wollen. Dadurch strömt es immer in das Kompartiment, welches mehr gelöste Teilchen hat und zwar solange, bis die Konzentrationen ausgeglichen sind. Dieser Vorgang wird als Osmose bezeichnet.

Da Wassereinstrom bei Zellen dazu führen kann, dass sie aufquellen und platzen, und Wasserausstrom zu einer Schrumpfung führt, ist der Körper bestrebt osmotische Differenzen zwischen den Kompartimenten zu vermeiden, er versucht also sie isoton zu halten. Gleichzeitig sollten sie isoosmolar sein, also die gleichen gelösten Teilchen beinhalten. Der Grund dafür liegt darin, dass kleine Moleküle, welche ebenfalls osmotisch aktiv sind, wie beispielsweise Harnstoff, leicht durch die Membranen diffundieren können und somit wieder Wasser mit sich ziehen würden. Das ist der Grund, weshalb physiologische Kochsalzlösung (0,9 %ige NaCl – Lösung) in der Medizin verwendet werden.

3.1. Regulationsmechanismen der Zellen

Für die Osmolarität innerhalb der Zelle sorgt die Na^+/K^+ - ATPase, welche Kalium in – und Natrium aus der Zelle bewegt. Gleichzeitig befinden sich Kanäle, vor allem für Kalium, in der Zellmembran, wodurch Kalium wieder hinausströmen kann und Natrium in die Zelle sickert. Da die Zelle viel permeabler für Kalium ist, kann es sich viel besser entlang seines elektrochemischen Gradienten ausbreiten, es hat also viel weniger Bestreben durch die Membran zu gelangen, wie Natrium. Fällt die ATPase aus, strömt Na^+, aber auch Cl^-, welches aufgrund der negativen Ladung der Zelle normalerweise kaum einströmen kann, in größeren Mengen in die Zelle hinein, als K^+ hinaus, wodurch es zu einem effektiven Wassereinstrom kommt und somit zu einem Zellödem führt.

Wenn die Zelle im Vergleich zu ihrer Umgebung hypoton ist, wird ihr Wasser entzogen, wenn sie hyperton ist, wird Wasser in sie hineingesogen. Da sie in beiden Fällen schnell reagieren muss und nicht erst darauf warten kann, dass die Niere vermehrt Wasser ausscheidet oder durch den Verdauungstrakt vermehrt Wasser aufgenommen wird, benötigt sie eigene Regulationsmechanismen.

Bei hypotonem Zellinneren werden durch einen $Na^+/K^+/2Cl^-$ - Cotransporter besagte Ionen in die Zelle transportiert und nebenbei Makromoleküle in kleinere, niedermolekulare Substanzen zerlegt, die dann ebenfalls als Osmolyte wirken. Bei hypertonem Intrazellularraum wird vor allem K^+ durch Kanäle und einem Cotransporter mit Chlorid aus der Zelle geschleust und niedermolekulare Substanzen zu weniger stark osmotisch aktiven Makromolekülen umgebaut.

3.2. Regulation der Extrazellularflüssigkeit

Da die Wasserabgabe vor allem über den Urin gesteuert wird, ist die Niere das wichtigste Organ für die Regulation des Flüssigkeits – und Elektrolythaushalts. Da es für den Körper wichtiger ist, die Konzentration der Elektrolyte aufrechtzuerhalten als seinen Wassergehalt, sind die Osmosensoren wesentlich empfindlicher als die Volumensensoren.

1. Osmoregulation

Wenn Flüssigkeit verloren geht, steigt die Osmolarität der extrazellulären Flüssigkeit, was Osmorezeptoren im Hypothalamus und in der Pfortader erregt, von Zweiterer erfolgt die Meldung an das ZNS. Dadurch wird die ADH – Produktion in den Nuclei supraoptici des Hypothalamus und die ADH – Sekretion aus dem Hypophysenhinterlappen gesteigert und das Durstzentrum aktiviert. ADH bewirkt, dass im distalen Tubulus die Wasserpermeabilität durch den Einbau von

Aquaporinen steigt wodurch mehr resorbiert und weniger über den Harn ausgeschieden wird. Durch die Aktivierung des Durstzentrums wird außerdem das Tier dazu gebracht vermehrt Wasser aufzunehmen.

2. Volumenregulation

Wenn das Volumen der extrazellulären Flüssigkeit ohne Veränderung der Osmolarität fällt, sinkt auch der Blutdruck wodurch Pressorezeptoren in der Carotis und der Aorta vermindert aktiviert werden. Das führt zur verminderten Hemmung des pressorischen Zentrums, das für die Steigerung des Blutdruckes verantwortlich ist, zur Vasokonstriktion und zur vermehrten Sympathicusaktivierung. Die Folgen davon sind eine Erhöhung der Schlagfrequenz des Herzens, genauso wie der Schlagkraft.

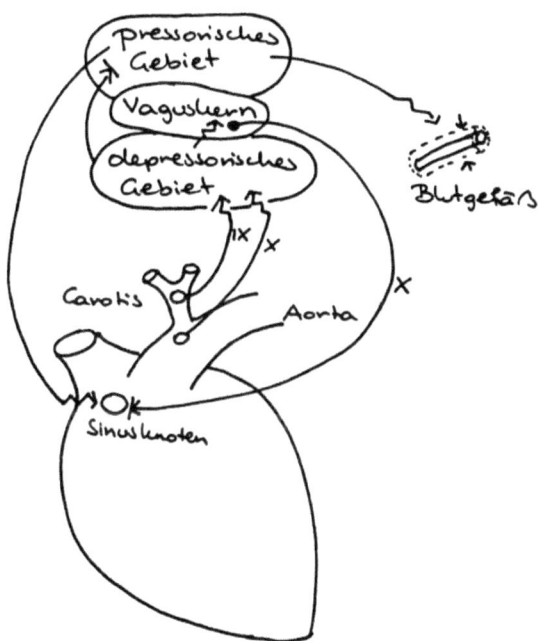

Durch die Vasokonstriktion sinkt die Durchblutung der Niere, wodurch weniger Primärharn produziert wird. Das wird von der Macula densa, durch den geringeren Transport des $Na^+/K^+/2Cl^-$ – Symporters, registriert, die dadurch weniger Adenosin ausschüttet, damit sich die glatten Muskelzellen der afferenten Arteriolen entspannen. Dies wirkt dem erhöhten Sympathicotonus entgegen und führt zu einer besseren Nierendurchblutung.

Außerdem kommt es zur Ausschüttung von Renin aus den Polkissenzellen, einerseits durch die Aktivierung der Macula densa, andererseits wegen des verminderten Blutdruckes. Renin hat als Enzym wiederum 2 Effekte. Einerseits ist es der Antagonist von Adenosin und bewirkt daher lokal eine vermehrte Vasodilatation. Andererseits kann es das im Blut zirkulierende Angiotensinogen in Angiotensin I umwandeln, welches durch das ACE (Angiotensin Converting Enzyme) im Blut zu Angiotensin II aktiviert wird. Angiotensin II ist ein starker Vasokonstriktor und führt zu einer generellen Verengung der Arteriolen. Der systemische Mechanismus ist dabei um einiges effektiver als der lokale.

Eine weitere Wirkung von Angiotensin II ist die erhöhte Ausschüttung von Aldosteron aus der Nebennierenrinde. Aldosteron hat den Effekt, dass vermehrt Na^+ und somit auch Wasser aus dem Tubulussystem und dem Dickdarm resorbiert wird und somit die intravasale Füllung sich vermehrt.

Diese Kaskade an Hormonen und Wirkungen wird als das RAAS – Renin – Angiotensin – Aldosteron – System bezeichnet.

Durch die Aktivierung des RAAS wird also vorwiegend die Na^+ - Resorption in der Niere gesteigert, wodurch nur sekundär Wasser nachströmt.

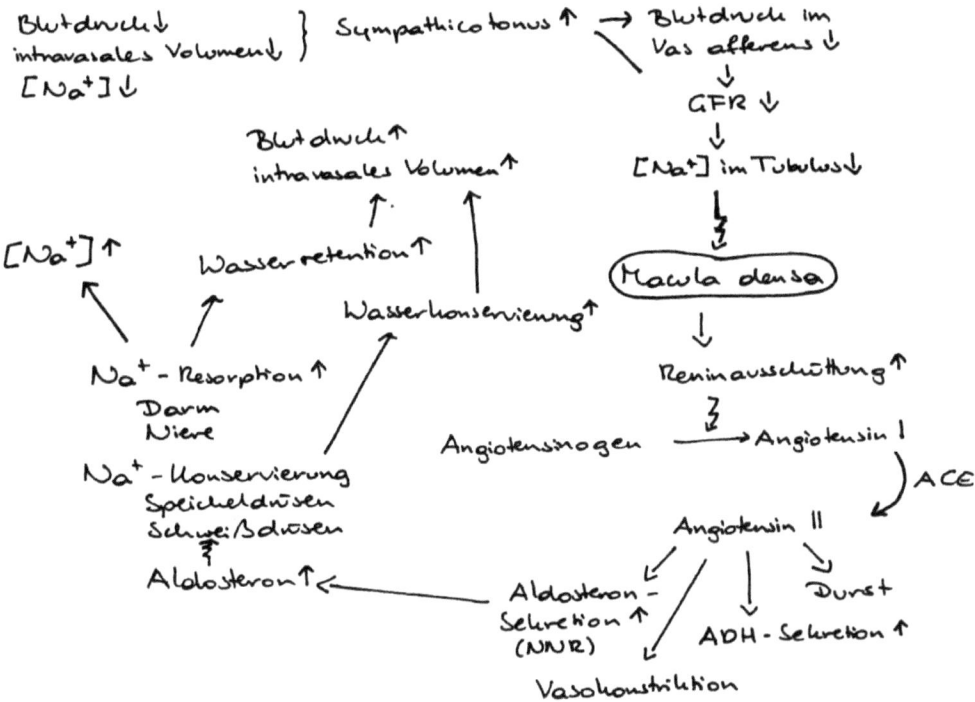

Ein weiteres Hormon ist ANF (Atriale Natriuretische Faktor, auch ANP = Atriales Natriuretisches Peptid), welches im Vorhof des Herzens produziert wird. Es wird ausgeschüttet, wenn die Vorhöfe in Folge von vermehrter Füllung auch verstärkt gedehnt werden und senkt die Na^+ - Resorption aus dem Tubulus und somit auch die Wasserretention. Des Weiteren hemmt es über die vermehrte Na^+ - Ausscheidung das RAAS.

Natrium -, Kalium – und Chloridhomöostase

Während Kalium vor allem intrazellulär vorkommt, sind Natrium und Chlorid vorwiegend im Extrazellularraum zu finden. Da für die beiden Kationen Kanäle in der Zellmembran vorhanden sind und Na^+ durch den elektrochemischen Gradienten in die Zelle und K^+ aus der Zelle will, wird dieser Zustand von der Na^+/K^+ - ATPase aufrechterhalten. Da die Permeabilität für K^+ größer ist als für alle anderen Ionen, kann es sich besser seinem Gradienten folgend zwischen den beiden Kompartimenten verteilen, wodurch ein Membranpotential, das sogenannte Gleichgewichtspotential entsteht. Dieses liegt bei etwa – 80 mV und kann mit der Nernst – Gleichung, oder noch genauer mit der Goldman – Hodgkin – Katz – Gleichung, berechnet werden. Solange sich die Permeabilitäten der Zelle für die Ionen nicht verändert und genügend Energie für den Betrieb der Na^+/K^+ - ATPase zur Verfügung steht, wird das Gleichgewichtspotential aufrechterhalten.

Neuronen machen sich dieses Prinzip zu Nutze indem sie nach Eingang eines Signals Kanäle für Na^+ öffnen, deren Permeabilität somit erhöhen und der darauffolgende Na^+ - Einstrom das Membranpotential schnell ansteigen lässt. Da dieser Vorgang an jedem Natriumkanal der Nervenzelle wiederholt werden kann, ist sie fähig Signale weiterzuleiten.

Natrium, Kalium und Chlorid sind außerdem wichtige Ionen für die Regulation des Wasserhaushalts, da sie einerseits den osmotischen Druck zwischen Zellen und ihrer Umgebung aufrechterhalten, andererseits auch im gesamten Körper für Wasserbewegungen verantwortlich sind. Beispielsweise wird ein Großteil des Wassers in der Niere oder im Darm ausschließlich deshalb re – bzw. absorbiert, weil es den Ionen folgt. Für diese existieren in den unterschiedlichen Abschnitten des Darmes und des Tubulussystems der Nieren verschiedene Transportwege. Natrium wird beispielsweise im proximalen Tubulus im Symport mit Aminosäuren, Zucker oder Phosphat aus dem Harn aufgenommen.

Da Cl- in nicht allzu geringen Mengen für die Magensäureproduktion verwendet wird, Ionen auch wichtige Enzym – Cofaktoren darstellen und eine wichtige Rolle im Säure/Basen – Haushalt spielen, werden ihre Konzentrationen im Blut kontant gehalten. Natrium kann beispielsweise Pufferanionen wie Bicarbonat oder Phosphat neutralisieren. Bei bereits geringfügig höheren Natriumkonzentrationen schüttet die Neurohypophyse ADH aus, wodurch weniger Wasser ausgeschieden wird und die Natriumkonzentration nicht weiter steigen sollte. Bei erniedrigten Werten sezerniert die Nebennierenrinde Aldosteron, wodurch Natrium in den Nierentubuli und im distalen Colon verstärkt rückresorbiert wird. Bei Wiederkäuern sorgt Aldosteron auch dafür, dass statt Natrium Kalium in den Speichel gelangt, was zur Folge hat, dass weniger über den Kot verloren gehen kann.

Sowohl für Kalium als auch für Chlorid hat der Körper vermutlich ähnliche Regulationswege, allerdings sind diese nicht so praxisrelevant wie die von Natrium, weshalb hierzu noch zu wenige Daten vorliegen.

Kalium und Chlor werden in der Regel immer ausreichend über das Futter aufgenommen, ein Überschuss wird problemlos renal ausgeschieden. Bei Natrium gestaltet sich die Situation bereits etwas komplexer. Reine Herbivoren nehmen in der Regel zu wenig davon auf, weshalb der Mangel in den Futtermitteln mit der Gabe von Kochsalz kompensiert werden sollte. Tierische Futtermittel haben dagegen einen höheren Na^+ - Gehalt. Der Verlust von Natrium findet, abgesehen vom Rind, vor allem über den Harn statt. Rinder verlieren Natrium dagegen dank der großen Menge an sezerniertem Speichel vor allem über den Kot. Je nach Tierart wird eine mehr oder weniger große Menge an Na^+ über Schweiß verloren, bei laktierenden Tieren auch 0,56 g pro Liter Milch.

1. Resorption im Verdauungstrakt

1.1. Resorption im Vormagensystem

1. Natrium

Da der Speichel von Wiederkäuern viel Natrium enthält, ist es auch wichtig, dieses wieder ausreichend zu resorbieren. Es gibt 2 Mechanismen, die Natrium aus dem Pansen ins Blut befördern. Der erste ist elektrogen, Natrium wird passiv in die Epithelzelle über einen Kanal transportiert und danach über Na^+/K^+ - ATPasen basolateral ausgeschleust. Dabei ist sowohl der chemische als auch der elektrische Gradient wichtig. Der zweite Transport ist elektroneutral, Natrium wird mittels Na^+/H^+ - Austauscher in den intrazellulären Raum und wieder durch die Na^+/K^+ - ATPasen ins Blut gebracht.

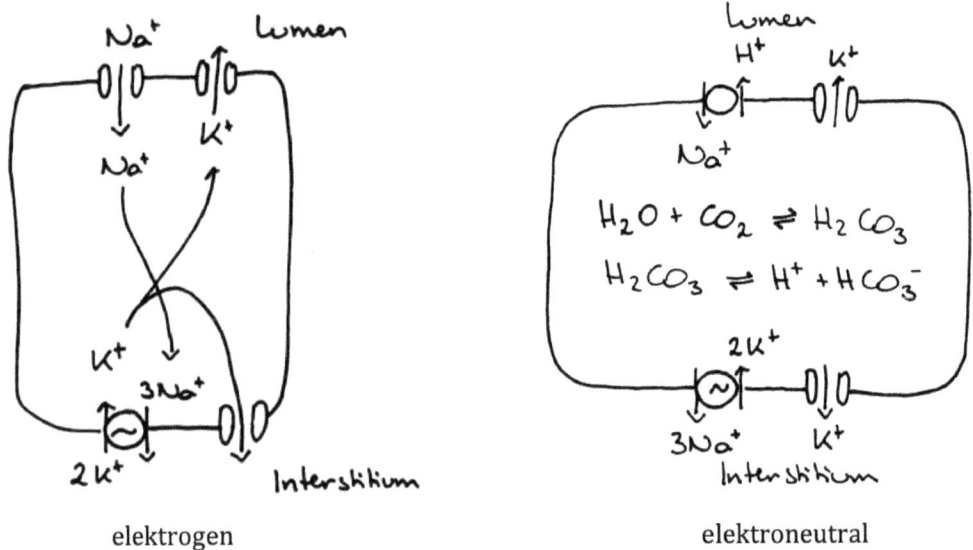

elektrogen · elektroneutral

2. Chlor

Chlor kann durch den HCO_3^-/Cl^- - Austauscher in die Epithelzelle geholt und auf noch unbekannte Weise ins Blut geschleust werden.

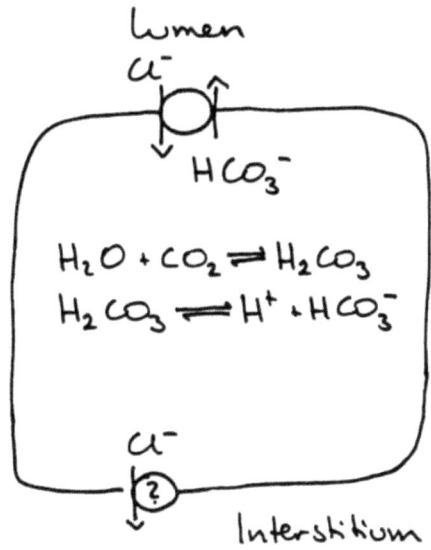

3. Kalium

Es wird angenommen, dass Kalium passiv über Kanäle transportiert wird und somit seinem elektrochemischen Gradienten folgt, je nachdem in welche Richtung dieser geht.

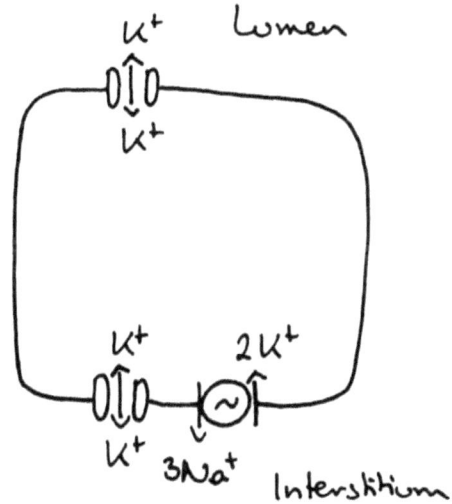

1.2. Resorption im Dünndarm

Natrium wird im Duodenum vor allem durch seine Cotransporter aus dem Lumen resorbiert und wird somit gemeinsam mit Aminosäuren, Glucose und konjugierter Gallensäure aufgenommen. Es kann allerdings weiter distal auch über Na^+/H^+ - Austauscher aufgenommen werden. Anschließend verlässt Natrium die Zelle durch die Na^+/K^+ - ATPase auf der basolateralen Seite. Chlorid wird proximal parazellulär durchgeschleust und in den distalen Abschnitten des Dünndarms auch durch Cl^-/HCO_3^- - Austauscher aus der Nahrung bezogen. Kalium kann mit dem parazellulär fließenden Wasser auf die Blutseite gelangen.

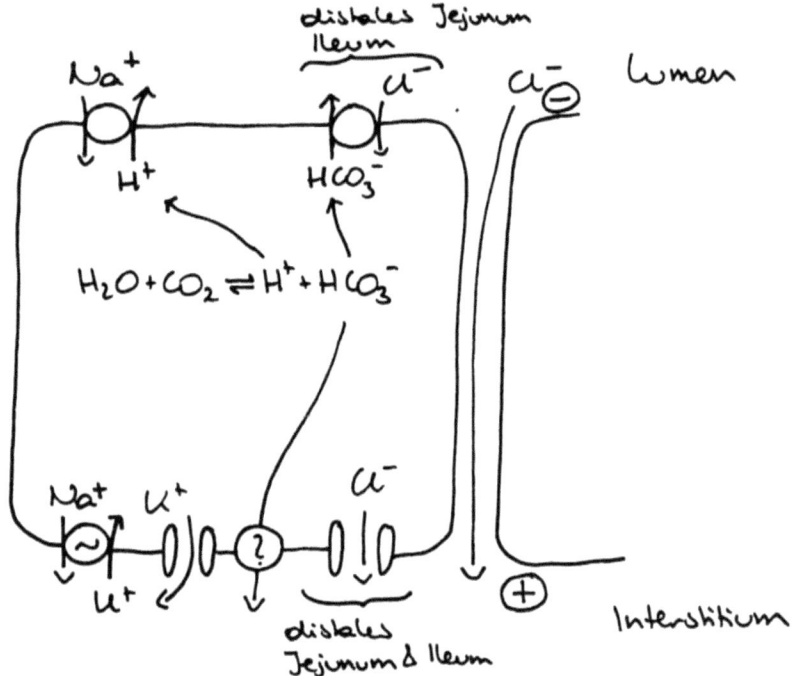

1.3. Resorption im Dickdarm

Der Dickdarm kann Ionen sowohl aufnehmen als auch sezernieren. Natrium kann über Na^+/H^+ - Austauscher und Kanäle ins Darmepithel aufgenommen werden und gelangt über die Na^+/K^+ - ATPase auf die Blutseite. Chlorid kann mittels Cl^-/HCO_3^- -

Austauscher aus dem Lumen absorbiert werden und Kalium hat eine luminale K$^+$/H$^+$ - ATPase und basolaterale Kanäle.

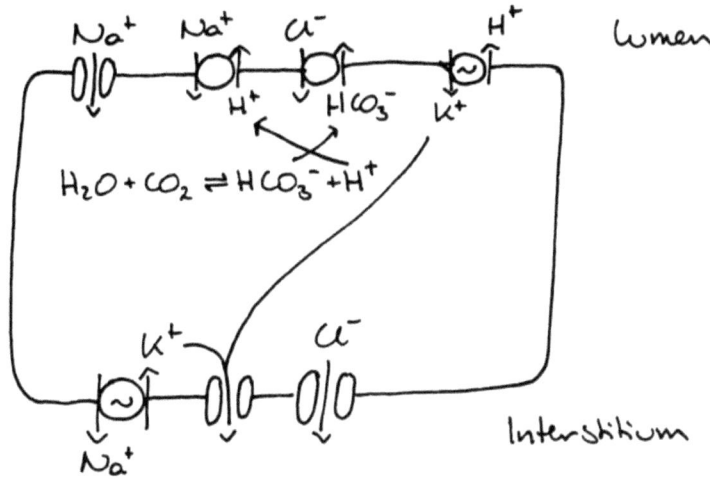

2. Resorption in der Niere

Da Ionen aufgrund ihrer Größe in der Niere frei filtriert werden, muss sich der Körper vor größeren Verlusten schützen, indem er sie zum Großteil wieder resorbiert. Natrium wird vor allem im proximalen Tubulus im Symport mit beispielsweise Glucose, Galactose oder Aminosäuren aus dem Primärharn geholt oder gegen Protonen ausgetauscht, hat allerdings in den übrigen Teilen des Tubulus auch andere Transportsysteme, wie Na$^+$/K$^+$/2Cl$^-$ - Symporter.

Während Chlorid proximal vor allem parazellulär ins Blut gelangt, kann es weiter distal ebenfalls durch Symporter mit Natrium und Kalium oder auch Natrium alleine oder im Antiport mit Bicarbonat resorbiert werden.

Kalium kann proximal parazellulär resorbiert werden und hat distal natürlich ebenfalls durch die bereits genannten Symporter die Möglichkeit ins Blut zurückgeholt zu werden. Außerdem hat es Kanäle und eigene Antiporter mit H^+. Durch die Kanäle kann es in mehreren Teilen des Tubulus sezerniert werden.

Insgesamt wird weniger als 1% des Natriums und Chlorids im Primärharn ausgeschieden, bei Kalium variiert die Menge je nach vorherrschender Plasmakonzentration.

3. Regulation des Natriumhaushalts

Der Natriumhaushalt ist eng mit dem Blutdruck und dem Wasserhaushalt gekoppelt, da er über das Renin – Angiotensin – Aldosteron – System geregelt wird und dieses System auch in die anderen genannten eingreift.

Verringerter Blutdruck und verminderte intravasale Füllung führen zur vermehrten Aktivierung des sympathischen Systems. Da der Sympathicus sämtliche Systeme „abschaltet", welche nicht direkt für das Überleben in Gefahrensituationen wichtig sind, bekommt die Niere weniger Blut angeliefert. Die Macula densa in der Niere registriert die Menge an Natrium, die sie über ihre Transporter in ihre Zellen aufnimmt und kann somit Rückschlüsse auf die Menge an Harn machen, die an ihr vorbeifließt. Da diese abhängig vom Blutdruck ist, der im Glomerulum herrscht und dieser etwas damit zu tun hat, wieviel Blut sich in den Gefäßen befindet, kann die Macula densa auch Rückschlüsse auf diese beiden Parameter machen.

Wenn die Natriummenge vermindert ist, bewirkt sie die Ausschüttung von Renin, ein Enzym, welches aus Angiotensinogen im Blut Angiotensin I macht. Des Weiteren führt es lokal zur Vasodilatation und gewährleistet, dass die Niere gut genug durchblutet wird, um ihre Funktion aufrechtzuerhalten. Angiotensin I wird dann von dem Angiotensin Converting Enzyme (ACE) zu Angiotensin II umgewandelt.

Angiotensin II ist ein starker Vasokonstriktor und führt somit zu einem Anstieg des Blutdrucks. Weitere Wirkungen sind die Auslösung der Aldosteronsekretion durch die Nebennierenrinde und die vermehrte Resorption von Natrium aus dem Tubulussystem der Niere, wodurch auch mehr Wasser aus dem Harn zurück ins Blut gelangt. Die vermehrte Füllung der Gefäße verstärkt den blutdrucksteigernden Effekt.

Aldosteron sorgt ebenfalls für eine vermehrte Natriumkonservierung in den Speichel – und Schweißdrüsen und steigert seine Resorption in der Niere und dem Darm.

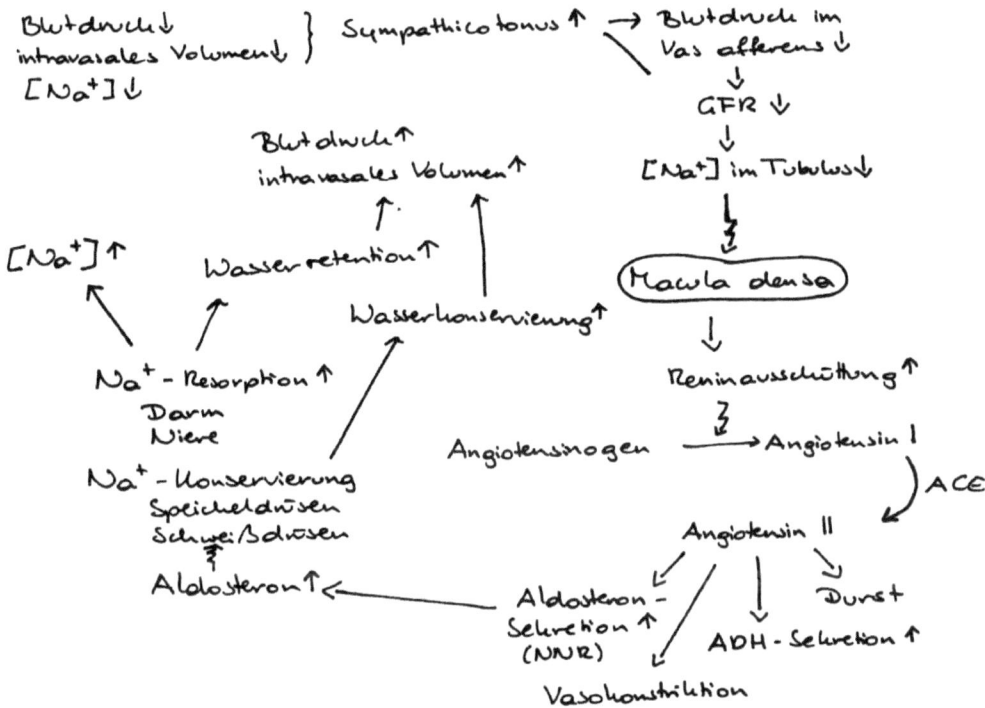

4. Störungen der Natriumhomöostase

Bei der Störung des Natriumhaushalts muss man grob zwischen akuten und chronischen Imbalancen unterscheiden, wobei die chronischen in der Regel besser vertragen werden, da der Körper Zeit hat zu kompensieren.

4.1. Hyponatriämie

Eine Hyponatriämie ist definiert als ein Serumspiegel unter 135 mmol/l. Chronische Mangelerscheinungen führen zu Hypovolämie und Leistungsdepression, welche sich nicht nur in schlechteren sportlichen Leistungen, sondern auch durch Wachstums – bzw. Zunahmedefizite und verringerte Milchproduktion zeigt.

Akuter Natriummangel kann durch Verluste, wie sie beispielsweise bei Diarrhoe, durch die Gabe von Diuretika oder bei Aldosteronmangel infolge einer Funktionsstörung der Hormonsynthese, wie sie bei Morbus Addison (Nebenniereninsuffizienz), Aldosteron – Synthase – Mangel oder androgenitalem Syndrom vorkommt. Letzteres bezeichnet eine Gruppe von Erkrankungen, bei denen die Synthese von Steroidhormonen gestört ist und vermehrt Androgene in der Nebennierenrinde gebildet werden.

Eine weitere Möglichkeit wäre natürlich, dass der Aldosteronmangel aufgrund einer verminderten Reninsekretion auftritt, was als sekundärer Hypoaldosteronismus bezeichnet wird. In diesem Fall kommen als Ursachen autonome Neuropathien, also eine pathologisch verminderte sympathische Stimulation, oder Nephropathien infrage, bei denen der juxtaglomeruläre Apparat betroffen ist, wie es bei der diabetischen Nephropathie oder durch Toxine der Fall sein kann.

Ein weiterer Grund kann die Expansion des extravasalen Volumens in Folge einer Niereninsuffizienz sein. Da die Nieren im Normalfall den Großteil des filtrierten Natriums wieder im Tubulussystem resorbieren würden, wird in beiden Fällen kaum Natrium ausgeschieden, allerdings wird bei normaler Funktion Wasser ausgeschieden, welches beim Versagen der Niere je nach Grad in gewissen Ausmaßen im Körper zurückbehalten wird. Dadurch verdünnt sich das Natrium in der extrazellulären Flüssigkeit.

All diese Ursachen führen zu Hyponatriämie und deshalb unter anderem zu neurologischen Symptomen wie Benommenheit, Krämpfe, Erbrechen, Koma und in manchen Fällen auch zur Entwicklung eines Hirnödems, vor allem dann, wenn sich die Hyponatriämie schnell entwickelt hat. Bei Natriummangel, der mit großen Flüssigkeitsverlusten verbunden ist, kann es zur Exsikkose bis hin zum hypovolämischen Schock kommen.

4.2. Hypernatriämie

Eine Hypernatriämie ist gekennzeichnet durch einen Serumspiegel von über 145 mmol/l und kommt in der Regel durch hohe Natriumaufnahme bei gleichzeitig fehlendem Wasserangebot vor. Vor allem sind Jungtiere gefährdet, welche mit Molke aufgezogen werden, allerdings keine Möglichkeit bekommen zusätzlich Wasser aufzunehmen. Da Molke zwischen 3 und 4 % Natriumchlorid enthält, kann eine Salzvergiftung die Folge sein.

Die Hypernatriämie führt genauso wie die Hyponatriämie zu neurologischen Symptomen wie Krämpfen, Erbrechen und Koma. Zeitgleich kann durch den Wasserentzug aus den Zellen eine zelluläre Dehydratation vorliegen.

Die Behandlung von Hypo – und Hypernatriämie erfolgt symptomatisch und in Abhängigkeit der zugrundeliegenden Problematik.

5. Störungen der Kaliumhomöostase

5.1. Hypokaliämie

Von Hypokaliämie spricht man, wenn der Serumspiegel unter 3,5 mmol/l fällt. Sie kann viele verschiedene Ursachen haben, allen voran die vermehrte Ausschüttung von Aldosteron im Rahmen eines Hyperaldosteronismus. Das in der Nebennierenrinde gebildete Steroidhormon bewirkt, dass vermehrt Natrium und somit auch Wasser im distalen Tubulus der Niere resorbiert wird. Im Gegenzug wird jedoch Kalium verstärkt ausgeschieden, da Natrium durch basolaterale Na^+/K^+ - ATPasen aus den Tubuluszellen ausgeschleust wird und Kalium durch Kanäle ins Lumen gelangt.

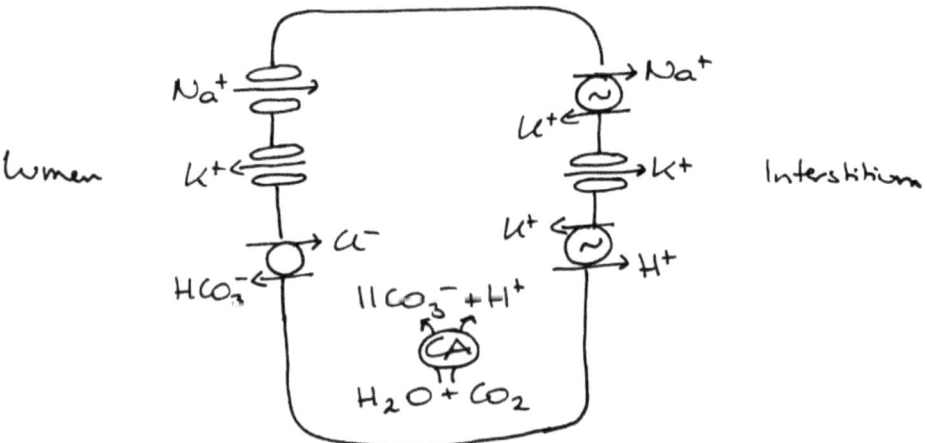

Eine weitere Möglichkeit Kalium zu verlieren besteht in der Einnahme von Diuretika, die beispielsweise von der Niere aktiv ins Tubuluslumen sezerniert werden und dort die Transporte von Elektrolyten, vor allem Natrium, Kalium und Chlorid, blockieren. Carboanhydrasehemmer wie Acetazolamid hemmen die

Carboanhydrase im proximalen Tubulus, wodurch Natrium nicht gegen H+ eingetauscht werden kann. Als Folge wird in der Henle - Schleife vermehrt Natrium resorbiert und Kalium in den Harn sezerniert.

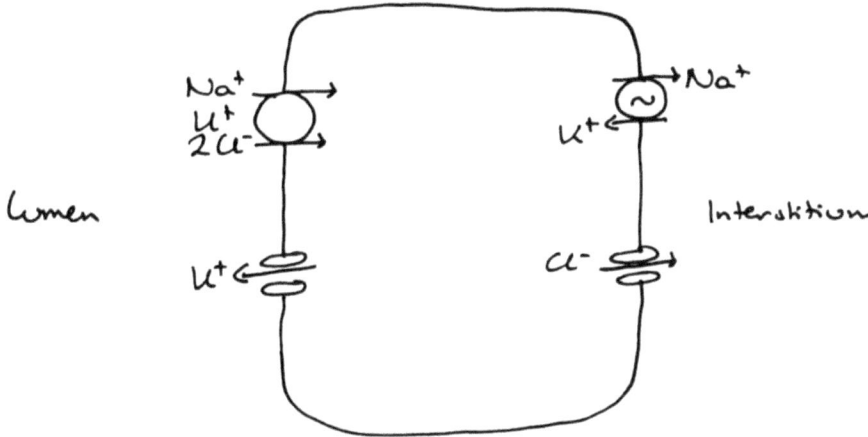

Bei längerer Anwendung kann es zur Hypokaliämie kommen und es besteht die Gefahr durch die verminderte Ausscheidung von H+ und die vermehrte von HCO_3^-, dass eine Acidose auftritt. Thiazide hemmen hingegen den Na^+/Cl^- - Symport im frühdistalen Tubulus, wodurch auf die gleiche Art kompensiert und somit vermehrt Kalium ausgeschieden wird. Anders hingegen arbeiten Schleifendiuretika. Sie blockieren den $Na^+/K^+/2Cl^-$ - Symporter des aufsteigenden Asts der Henle – Schleife.

Bei Alkalose kann sekundär durch die Versuche der Niere den Säure/Basen - Haushalt wieder in den Griff zu bekommen eine Hypokaliämie entstehen. Die Niere hat in ihren Sammelrohren sogenannte Zwischenzellen, interessant sind hier die des Typs B. Diese können nämlich über die K^+/H^+ - ATPase Protonen in den Blutstrom bringen, schleusen im Gegenzug jedoch Kalium in den Urin.

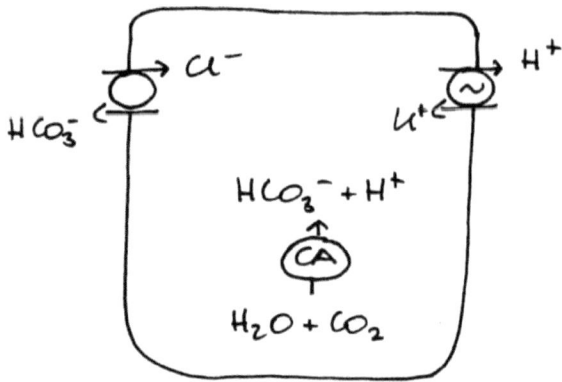

Insulin kann ebenfalls zur Hypokaliämie führen, auch wenn es primär den Glucosehaushalt regeln soll. Wenn das Hormon aus den β - Zellen der Langerhans'schen Inseln des Pankreas ausgeschüttet wird, bewirkt es die vermehrte Aufnahme von Glucose in die Körperzellen, vor allem in die Muskel – und Fettzellen. Durch Glucose können Zellen mehr ATP produzieren und manche von ihnen, wie Herzmuskelzellen, Skelettmuskulatur, glatte Muskelzellen und Neurone haben ATP – sensitive Kaliumkanäle, welche sich bei einem Anstieg der ATP – Konzentration schließen. Dadurch kann Kalium nicht mehr aus der Zelle hinaus, wird aber konstant über die Na^+/K^+ - ATPase hineintransportiert. Die Folge ist, dass sich die extrazelluläre Konzentration absenkt.

Eine weitere Möglichkeit in die Hypokaliämie zu rutschen ergibt sich aus Erbrechen. Durch den Verlust von Säure entwickelt sich eine Alkalose, durch den Flüssigkeitsverlust Hypovolämie, worauf die Niere mit der Ausschüttung von Renin reagiert. Damit wird das RAA – System aktiviert, Natrium vermehrt rückresorbiert, Kalium allerdings vermehrt ausgeschieden.

Hypokaliämie führt in der Regel zur Hyperpolarisation der Zellmembranen auf − 95 mV, da zu wenige positive Ionen in der Zelle vorhanden sind. Das hat zur Folge, dass es schwieriger ist, das Schwellenpotential zu erreichen. Daher gehört zu den Symptomen Muskelschwäche bis Parese, herabgesetzte Reflexe bis zur Areflexie und eine generelle Verminderung der neuromuskulären Erregbarkeit. Natürlich ist auch die glatte Muskulatur vom Kaliummangel betroffen, weshalb durch deren Schwäche oder Lähmungen auch Obstipationen und Blasenlähmung auftreten können. Des Weiteren kann es am Herzen zu Rhythmusstörungen kommen.

2.2. Hyperkaliämie

Hyperkaliämie liegt vor, wenn der Plasmaspiegel über 5,5 mmol/l steigt und kann Folge verschiedener Störungen sein. Allerdings können auch zu hohe Werte gemessen werden, wenn bei der Blutentnahme zu lange gestaut und eine zu dünne Nadel gewählt wird. Durch den Stau rutscht das Gebiet distal davon in eine Hypoxie, wodurch Zellen sterben und das intrazelluläre Kalium freigesetzt wird, durch eine englumige Nadel werden tendenziell mehr Erythrocyten lysiert als mit einer weitlumigen und auch sie haben hohe Kaliumkonzentrationen, die daraufhin in die Blutprobe gelangen.

Morbus Addison, eine Erkrankung der Nebennierenrinde und somit eine primäre Nebenniereninsuffizienz, führt zum Aldosteronmangel und infolge dessen zur Hyperkaliämie. Die Ursachen für diese Erkrankung können wiederum vielfältig sein und reichen von hämorrhagischen Infarkten bis zur Autoimmunerkrankung. Je nachdem ob der Verlauf chronisch, also langsam fortschreitend, oder akut ist, ist auch die Lage des Patienten. Akute Mangelerscheinungen sind als Notfall zu behandeln. Die Symptome, die durch Aldosteronmangel hervorgerufen werden, sind vor allem Hypotension, Hyponatriämie und Hyperkaliämie. Natürlich sollte man auch bedenken, dass Aldosteronantagonisten denselben Effekt haben wie ein Mangel. Zum Einsatz kommen sie als Diuretika um Ödeme auszuschwemmen, wie sie bei Herzinsuffizienz oder im Rahmen einer Leberzirrhose, bei der durch den Funktionsverlust Aldosteron nur ungenügend eliminiert wird und daher ein Hyperaldosteronismus entsteht, vorkommen.

Oft ist Hyperkaliämie eine Folge von Niereninsuffizienz, da die renale Ausscheidung sich vermindert und jede Form des Nierenschadens dazu führen kann.

Da Kalium vor allem intrazellulär vorliegt, kann auch massiver Zelluntergang zu einer erhöhten Freisetzung und somit Hyperkaliämie führen. Der Tod vieler Zellen kann durch verschiedene Traumen, wie beispielsweise Verbrennungen, aber auch durch die Einnahme von Zytostatika oder Hypoxie mit Reperfusionsschäden bei größeren Arealen verursacht werden. Letzteres wäre ein Grund für das Crush – Syndrom, bei dem größere Anteile der Skelettmuskulatur absterben. Andere Möglichkeiten sind mechanische Verletzungen und Kohlenmonoxidvergiftungen. Unabhängig von der Ursache kommt es infolge der massiven Schädigung zum Schock und zur akuten Niereninsuffizienz, vermutlich wegen der schockbedingten Minderdurchblutung.

Bei Acidose führt aufgrund der Kompensation die vermehrte Aktivität der K^+/H^+ - ATPase der Zwischenzellen Typ A in den Sammelrohren der Niere zur gesteigerten Resorption von Kalium, ergo zur verminderten Ausscheidung und somit zur Erhöhung der Plasmakonzentration.

Die Folgen von Hyperkaliämie entstehen durch die Hypopolarisation der Zellen. Da nun vermehrt Kalium vorhanden ist, verändert sich der elektrochemische Gradient leicht, wodurch sich das Ruhemembranpotential auf – 75 mV verschiebt. Infolge dessen steigt die neuromuskuläre Erregbarkeit und das Herz zeigt eine

Bradykardie, da die Leitungsgeschwindigkeit abnimmt, was sich bis zum Depolarisationsblock steigern kann. Ab einer Plasmakonzentration von ca 8 mmol/l kann es zum Kammerflimmern kommen.

Magnesiumhomöostase

Die Funktion von Magnesium liegt in der Aktivierung vieler Enzyme, wie die ATPase der Myosinköpfchen in der quergestreiften Muskulatur und anderer Phosphatasen, Kinasen und Enzyme der Glykolyse, dadurch hat sie auch Bedeutung für die Muskelkontraktion. Ohne die Bindung von Magnesium an die genannte ATPase, kann das Myosinköpfchen nicht abknicken und sich somit nicht gegen Aktin verschieben. Das Ion ist außerdem wichtig für die Reiz – und Erregungsübertragung da es die Transmitterfreisetzung hemmt und Calciumkanäle sowohl an der Nervenendigung als auch intrazellulär am Sarkoplasmatischen Retikulum behindert, für den oxidativen Stoffwechsel in Mitochondrien und somit für den Energiestoffwechsel und für mineralisiertes Gewebe.

Magnesium befindet sich zu ungefähr 60% im Skelett, wobei davon ungefähr die Hälfte frei austauschbar ist. 1% des körpereigenen Magnesiums befinden sich im Extrazellularraum, was einer Serumkonzentration von etwa 1 mmol/l entspricht, der Rest ist im Intrazellularraum, wo es vor allem an ATP gebunden ist. Daraus ergibt sich, dass in den Zellen eine weitaus höhere Konzentration vorliegt, die ungefähr 13 mmol/l beträgt.

Für die Regulation von Magnesium gab es im Laufe der Evolution anscheinend keine Notwendigkeit, somit sind keine endokrinen Reaktionen auf Schwankungen im Plasma bekannt. Deshalb kann man auch einigermaßen große Schwankungen feststellen, ohne dass diese für den Organismus problematisch wären. Bei starken Störungen in der Magnesiumhomöostase kann es allerdings zur Tetanie kommen, welche vor allem bei Wiederkäuern als hypomagnesiämische Weidetetanie bekannt ist.

Magnesium ist in der Regel reichlich in der Nahrung vorhanden, sodass unter normalen Umständen keine Mangelerscheinungen auftreten. Allerdings kann die Verfügbarkeit bei Wiederkäuern infolge unzureichender Resorption plötzlich absinken.

1. Resorptionsmechanismen
1.1. Resorption im Gastrointestinaltrakt

Magnesium wird zu ca 20 – 40 %, bei Wiederkäuern eher 20 – 30 % aus dem Futter absorbiert, wodurch im Schnitt 70% mit der Fäces ausgeschieden werden. Bei Wiederkäuern ist vor allem der Pansen von großer Bedeutung, da er die größten Kapazitäten für den Transport hat und nach dem Vormagen kaum mehr aufgenommen werden kann. Es gibt 2 verschiedene Möglichkeiten, eine potentialabhängige mittels Kanälen und einen potentialunabhängigen Symport mit Anionen, vermutlich Cl^-.

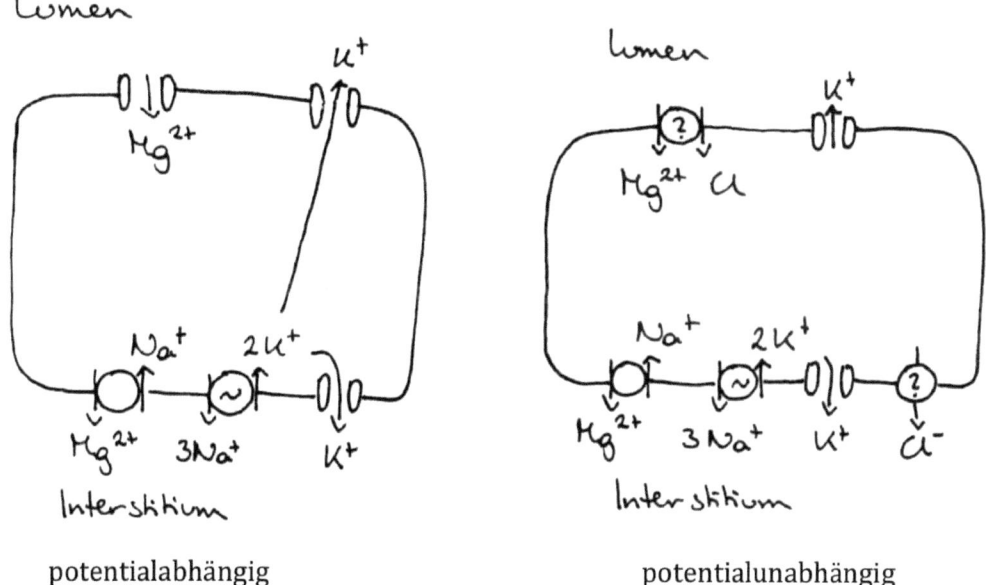

potentialabhängig   potentialunabhängig

Während der potentialabhängige Transportmechanismus davon abhängig ist, wie viel Kalium im Lumen des Pansens ist, kann der potentialunabhängige selbst bei hohen Kaliumkonzentrationen arbeiten und ist somit unabhängig davon ob kaliumreiches Futter gegeben wird oder nicht. Allerdings hat er keine hohe Affinität und somit benötigt er höhere Magnesiumkonzentrationen als der andere. Dadurch ergibt sich allerdings die Möglichkeit der Prophylaxe durch Zufüttern von Magnesium. Der potentialabhängige Mechanismus funktioniert aufgrund der luminalen Potentialdifferenz, welche sich verringert, wenn die Kaliumkonzentration in den Vormägen steigt.

Ein weiterer Faktor ist, dass bei Natriummangel Aldosteron ausgeschüttet wird, was dafür sorgt, dass das Natrium im Speichel gegen Kalium ausgetauscht wird. Dadurch gelangt ebenfalls viel mehr Kalium in den Vormagen, was den gleichen Effekt hat, wie kaliumreiche Nahrung.

Monogastrier nehmen Magnesium im Dünndarm parazellulär auf, indem es dem Wasserstrom durch die tight junctions folgt. Im Dickdarm scheint es für Magnesium Kanäle zu geben, wodurch vor allem dem Colon eine größere Bedeutung zukommt als dem Dünndarm.

1.2. Resorption in der Niere

Magnesium ist zum Teil an Plasmaproteine gebunden, wird daher nicht frei filtriert und vor allem in der Henle – Schleife parazellulär resorbiert. Insgesamt werden 5 – 10 % des filtrierten Magnesiums mit dem Harn ausgeschieden.

2. Störungen der Magnesiumhomöostase

2.1. Hypomagnesiämie

Von Hypomagnesiämie spricht man ab einer Serumkonzentration von unter 0,5 mmol/l. Die primäre Hypomagnesiämie wird durch verminderte Magnesiumzufuhr ausgelöst, die sekundäre durch Malabsorption oder renale Verluste. Verminderte Absorption von Magnesium steht vor allem im Zusammenhang mit jungem Gras, das noch deutlich mehr Kalium enthält als altes und somit zur Weidetetanie führt.

Als Folge der Hypomagnesiämie steigt die neuromuskuläre Erregbarkeit, da Magnesium am Motoneuron die elektrische Erregbarkeit und die Nervenleitgeschwindigkeit dämpft. Abgesehen davon ist es ein Calciumkanalblocker und reduziert daher an der neuromuskulären Endplatte die Vesikelausschüttung und am Muskel den Einstrom von Calcium. Fehlt es, bilden sich Aktionspotentiale mit höherer Frequenz, da die gleichen Reizstärken von dem Motoneuron nun stärker beantwortet werden. Es werden auch mehr Vesikel freigesetzt, da nun außerdem mehr Calcium einströmen kann. Der Muskel reagiert ebenfalls besser auf das bereits doppelt verstärkte Signal, weil Calcium auch hier besser aus dem Sarkoplasmatischen Retikulum ausströmen kann, wenn Magnesium es nicht blockiert. Das Ergebnis sind Krämpfe einzelner Muskelgruppen bis hin zur Tetanie, welche – wenn sie durch kaliumreiche Gräser ausgelöst wird – als Weidetetanie bezeichnet wird.

2.2. Hypermagnesiämie

Ab einer Serumkonzentration von über 1,5 mmol/l spricht man von Hypermagnesiämie, die im Rahmen sowohl einer akuten wie auch chronischen Niereninsuffizienz auftreten kann. Als Folge sinkt die neuromuskuläre Erregbarkeit und Reflexe fallen schwächer aus. Ersteres begründet die auftretende

Muskelschwäche und da auch die glatte Muskulatur davon betroffen ist, können Obstipationen auftreten.

Phosphathomöostase

Phosphor ist gemeinsam mit Calcium dafür verantwortlich dem Skelett durch Mineralisierung Stabilität zu verleihen, ist Teil von Nukleinsäuren und somit am Aufbau von DNS und RNS beteiligt, stellt als ATP/ADP bzw. Kreatinphosphat einen wichtigen Energiespeicher dar, ist Teil der Phospholipide und erhält somit die Membraneigenschaften jeder einzelnen Zelle und wirkt als Puffersystem sowohl intra – als auch extrazellulär.

1. Resorptionsmechanismen
1.1. Resorption im Gastrointestinaltrakt
Der Gehalt an Phosphat im Speichel ist sehr hoch, es wird im Pansen vermutlich parazellulär resorbiert. Im Dünndarm gibt es dagegen Cotransporter mit Natrium. Die Regulation erfolgt über das Vitamin – D – Hormon, welches die Phosphatabsorption durch den $HPO_4^{2-}/2Na^+$ - Transporter fördert.

1.2. Resorption in der Niere
Phosphat wird fast ungehindert in der Niere filtriert und zu 70 % im proximalen Tubulus gemeinsam mit 2 Na^+ resorbiert. Insgesamt werden zwischen 10 und 20 % mit dem Harn ausgeschieden.

Die Regulation der renalen Reabsorption erfolgt durch das Parathormon, welches die Absorption reduziert. Wenn es an seinen Rezeptor andockt, aktiviert dieser G – Proteine und es werden 2 Wege aktiviert. Beim ersten wird die Adenylatcyclase aktiviert, wodurch vermehrt cAMP synthetisiert werden kann. Dieses fördert wiederum die Proteinkinase A. Durch den zweiten Weg wird die Phospholipase C aktiviert, welche Inositoltriphosphat (IP$_3$) und Diacylglycerol

(DAG) aus der Zellmembran herauslöst. IP_3 öffnet das endoplasmatische Retikulum damit Calcium ausströmen kann, welches sich anschließend mit DAG verbindet um die Proteinkinase C zu fördern. Sowohl die Proteinkinase A als auch die Proteinkinase C sorgen dafür, dass der $HPO_4^{2-}/2Na^+$ - Symporter internalisiert wird, wodurch die Resorption von Phosphat vermindert wird.

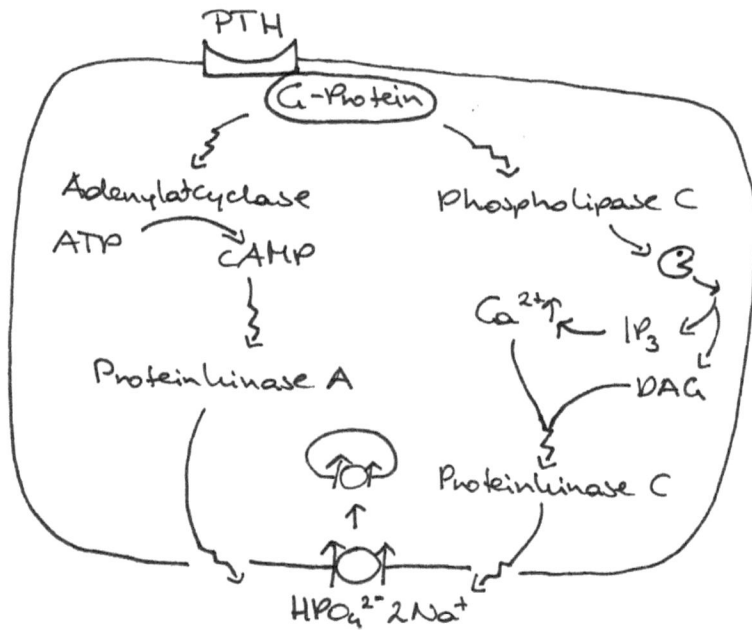

Parathormon sorgt außerdem in den Knochen für eine vermehrte Aktivierung der Osteoklasten und erhöht damit zusätzlich den Phosphatplasmaspiegel.

2. Störungen der Phosphathomöostase

2.1. Hypophosphatämie

Die Hypophosphatämie ist eine zu niedrige Phosphatkonzentration im Blut und kann beispielsweise bei Sepsis, primärem Hyperparathyreoidismus, D – Hypovitaminose, chronischer Diarrhoe und respiratorischer Alkalose vorkommen.

Bei einer Hypophosphatämie kommt es in allen Zellen zu einem Energiemangel, da ATP (Adenosintriphosphat) als häufigster Energielieferant dient. Abgesehen davon sinkt die Menge des Bisphosphoglycerats in Erythrocyten ab, wodurch die Abgabe von Sauerstoff in der Peripherie erschwert ist. Des Weiteren können ventrikuläre Rhythmusstörungen und die verminderte Kontraktilität von Diaphragma, Myocard und jeglicher anderen Muskulatur die Folge sein.

Eine hochgradige Hypophosphatämie kann zur Lyse der Erythrocyten wegen ATP – Mangel führen, genauso wie zur Rhabdomyolyse, zu ZNS – Symptomatik mit Parästhesien, Ataxien, Tremor, Krampfanfällen bis zum Koma, metabolischen Enzephalopathien und zur Störung der Atmung mit alveolärer Hypoventilation bis Atemstillstand, da die Muskulatur ebenfalls durch den Energiemangel gestört wird. Außerdem wird die Leukocytenfunktion gestört und somit die Infektanfälligkeit erhöht, genauso wie die Thrombocytenfunktion, wodurch die Blutungsneigung steigt.

2.2. Hyperphosphatämie

Die Hyperphosphatämie bezeichnet eine zu hohe Phosphatkonzentration im Blut und kann auf einer verminderten renalen Ausscheidung, vermehrter Freisetzung oder übermäßiger Zufuhr beruhen.

Für die verminderte renale Phosphatausscheidung kommt vor allem die chronische Niereninsuffizienz in Frage. Des Weiteren ist ein Hypoparathyreoidismus bzw. Pseudohypoparathyreoidismus eine mögliche Ursache.

Die vermehrte Freisetzung findet bei ausgedehnter Gewebszerstörung statt, wie sie bei Chemotherapie, akuter Leukämie oder Rhabdomyolyse, einer massiven Zerstörung der Skelettmuskulatur, vorkommen kann. Sie kann auch eine Folge von metabolischer Ketoacidose sein, da dabei der gesamte Elektrolythaushalt durcheinanderkommt.

Die Symptome einer Hyperphosphatämie sind Pruritus, Diarrhoe, Übelkeit, Erbrechen, Muskelschwäche, cerebrale Krampfanfälle, Verwirrtheit und vermindertes Allgemeinbefinden und wenn gleichzeitig eine Hypocalcämie vorliegt auch Tetanie

Knochenphysiologie und Calciumhomöostase

Knochen haben 3 Aufgaben. Zum einen stützen sie den Körper und machen die Wirkung der Muskelaktivität erst möglich, zum anderen schützen sie innere Organe vor äußeren mechanischen Einflüssen und sind ein Speicher für den Mineralhaushalt.

Nahezu jeder Knochen besteht aus dem äußeren Stratum corticale oder der Compacta, welche ca 80 % der Knochenmasse ausmacht, und dem inneren, zweifellos stoffwechselaktiveren Stratum spongiosum oder der Spongiosa mit 20 % der Knochenmasse. Beide sind aus sogenannten Bone Structural Units (BSU) aufgebaut, wobei sie in der Compacta als Osteone, in der Spongiosa als Hemiosteone bezeichnet werden. Zweitere sehen aus wie halbe Osteone. Ein Osteon besteht aus einem zentralen Knochenkanal, dem Havers – Kanal, mit Blutgefäßen und konzentrisch darum angelegten Knochenlamellen. Sie sind im Knochen longitudinal angeordnet und ihre Zwischenräume sind mit interstitiellen Lamellen ausgefüllt. Die einzelnen Havers – Kanäle und somit auch die Osteone sind durch quer laufende Volkmann – Kanäle miteinander verbunden.

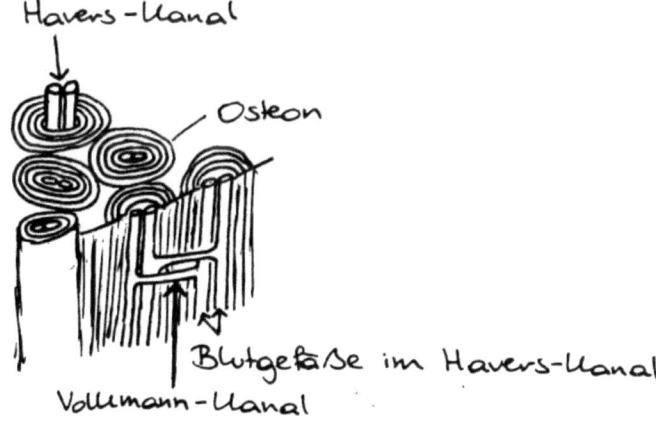

Im adulten Tieren wird außer in Ausnahmefällen, wie einer Frakturheilung, nur lamellärer Knochen gebildet, da dieser um ein Vielfaches stabiler ist als Geflechtknochen. In Geflechtknochen sind die Kollagenfasern ungeordnet, im lamellären Knochen sind sie dicht aneinandergereiht und parallel angeordnet, was auch als Sperrholz – Prinzip bezeichnet wird.

Das Knochengewebe besteht aus Zellen und extrazellulärer Matrix, welche aus 8% Wasser und 92% Trockenmasse aufgebaut ist. Die Trockenmasse besteht größtenteils aus Mineralien, wobei die Hauptmasse Ca^{2+} und Phosphat als Hydroxylapatit $[Ca_{10}(PO_4)_6(OH)_2]$ ausmachen. Der Rest der Trockenmasse sind organische Komponenten, vor allem Typ – I – Kollagen.

Bei den Zellen kann man Osteoklasten von Osteoblasten, Osteocyten und endostalen Knochenbelegzellen, auch lining cells genannt, unterscheiden.

Osteoklasten sind mit bis zu 100 µm sehr groß, vielkernig und haben viele Lysosomen und Mitochondrien. Besonders auffällig ist bei Osteoklasten auch ihr „ruffled boarder", die der Knochenoberfläche zugewandte, bürstensaumartige Oberfläche der Zellmembran. Sie entstehen durch die Fusion mehrerer Präosteoklasten, was vor allem durch das Parathormon stimuliert wird. Präosteoklasten stammen von der myelopoetischen Monocyten/Makrophagen – Reihe ab und tragen RANK – Moleküle. RANK, receptor activator of NFκB, ist ein Rezeptor, der von RANKL, receptor activator of NFκB ligand, aktiviert wird. Unter dem Einfluss von Parathormon wird RANKL im Knochen von Osteoblasten und anderen Stromazellen des Knochenmarks, zu denen Adipocyten, Fibroblasten, Chondroblasten und Myoblasten gehören, exprimiert. Dadurch können Präosteoklasten es durch ihre RANK - Moleküle erkennen und werden zur Differenzierung und Fusionierung angeregt. Die dabei entstehenden Osteoklasten tragen ebenfalls RANK – Moleküle an ihrer Oberfläche und können so auf sezernierten sRANKL (soluble RANK Ligand) mit vermehrtem Knochenabbau reagieren.

Osteoblasten und Stromazellen können jedoch einer Aktivierung des Knochenabbaus entgegenwirken, indem sie Osteoprotegerin (OPG) ausschütten. Dieser sogenannte Fangrezeptor legt sich auf RANKL und verhindert so das Andocken von Präosteoklasten, weshalb er auch bei der Therapie von Osteoporose Einsatz findet.

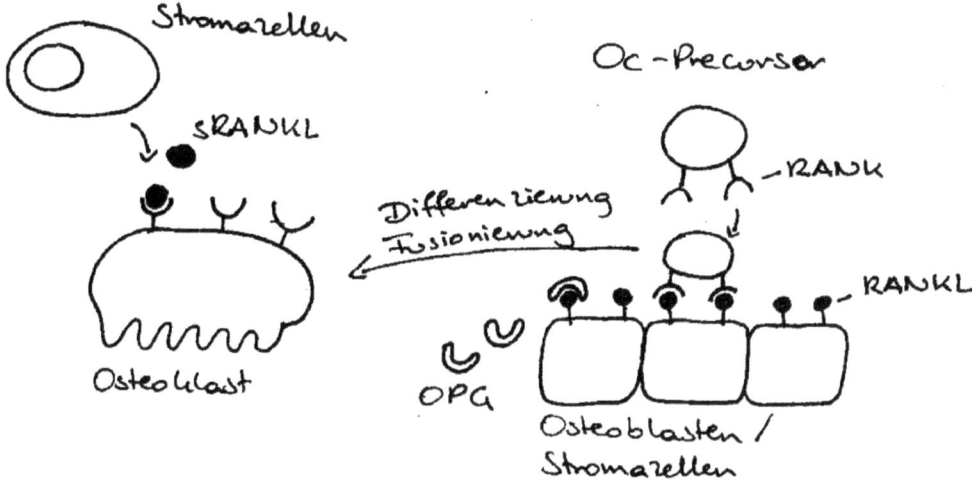

Abgesehen von Parathormon, welches die Knochenresorption fördert, nehmen auch Östrogene Einfluss darauf. Sie unterdrücken die Aktivierung der Osteoklasten, indem sie die Expression von RANKL inhibieren. Fällt die Östrogenproduktion dann im Alter ab, kommt es vor allem bei Frauen dazu, dass die Osteoklastenaktivität nicht mehr ausreichend unterdrückt wird, was zu einem stark erhöhten Knochenabbau und schließlich Osteoporose führen kann. Dieser Effekt hat ausschließlich bei Menschen, Primaten und Nagern derartige Ausmaße.

Um Knochen abbauen zu können, muss zuerst eine ca 0,5 µm dicke unverkalkte Schicht Knochen abgebaut werden. Da Osteoklasten dazu nicht in der Lage sind, wird diese Aufgabe vermutlich von den Knochenbelegzellen ausgeführt. Anschließend wird durch die H⁺ und Cl⁻ - Ausschüttung der Osteoklasten und die dadurch ausgelöste Bildung von Salzsäure in der Lagune der pH – Wert stark abgesenkt und so das Mineral aufgelöst. Die Bildung der Protonen wird von der Carboanhydrase II katalysiert, das anfallende Bicarbonat über einen Austauscher aus der Zelle geschleust und somit gleichzeitig das für die Salzsäure notwendige Cl⁻ aufgenommen.

In einem zweiten Schritt werden Enzyme, wie Cathepsin K (CpK), MMP9 und TRACP, ausgeschüttet, welche die organischen Anteile des Knochens abbauen. Die dabei entstehende Fressspur wird als Howship – Lakune bezeichnet. Die Abbaurate eines Osteoklasten ist gleich groß wie die Aufbaurate von 100 Osteoblasten in derselben Zeit.

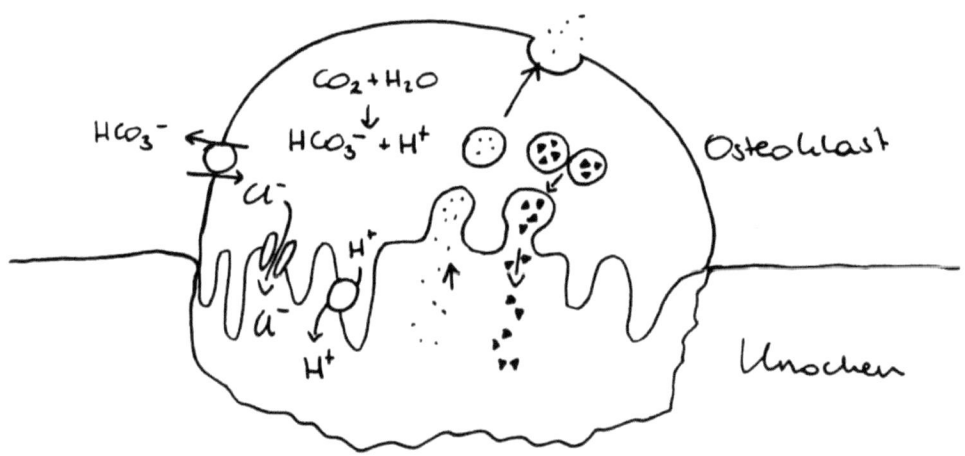

Osteoblasten sind einkernig, klein, asymmetrisch und produzieren vor allem die kollagenen Fasern der Knochenmatrix.

Osteocyten und endostale Knochenbelegzellen differenzieren sich aus Osteoblasten. Osteocyten sind komplett selbst eingemauerte Osteoblasten, endostale Knochenbelegzellen sind dafür flache, endothelartige Zellen, die auf der gesamten Knochenoberfläche zu finden sind. Osteocyten sind durch Zellausläufer und Gap junctions miteinander, mit Osteoblasten und auch mit endostalen Knochenbelegzellen verbunden. Der daraus resultierende Osteocyten – Knochenbelegzellen – Komplex ist für die Calciumhomöostase und die Adaptation an mechanische Belastung wichtig.

1. Biomechanik des Knochens

Knochen verändert sich das gesamte Leben über und kann sich somit gezielt an vermehrte oder verminderte Belastung anpassen. Durch jede Belastung wird der Knochen verformt, den Grad der Verformung können die Osteocyten und die endostalen Knochenbelegzellen messen. Dabei unterscheiden sie zwischen Kompression, Zug und Scherbewegungen. Verallgemeinernd kann man sagen, dass bei verringerter Verformung Knochensubstanz abgebaut wird, bei erhöhter wird sie aufgebaut.

Die Verformung von Knochen wird in Microstrain µε angegeben. Bei physiologischer Belastung ist die Verformung langer Röhrenknochen maximal 3500 µε für Kompression, 1000 µε für Zug und 1500 µε für Scherbewegung.

Durch die Verformung entsteht im Knochen Widerstand, welcher gegen die verformende Kraft wirkt. Der Stress, der dadurch auf den Knochen einwirkt, ist definiert als Kraft/Fläche und wird in Pascal angegeben. Im Galopp liegt der Stress für den 3. Metacarpalknochen beim Pferd bei ungefähr $63 \cdot 10^6$ Pascal.

Bis zu einem gewissen Punkt sind alle Knochen elastisch verformbar. Wird ein Knochen bis zu diesem Punkt verformt, kehrt er nach der Belastung wieder in seinen Ausgangszustand zurück. Wird er darüber hinaus belastet, kommt es zu plastischen Verformungen, zuerst zu Mikrofrakturen spätestens über 15 000 µε zu Frakturen. Die Energie pro cm^2, die nötig ist, um einen Knochen zu brechen, wird als Toughness bezeichnet. Die Belastbarkeit ist bei jedem Knochen für Kompression am höchsten, darauf folgt Zug und dann Scherbewegungen, was erklärt, warum die meisten Frakturen durch Scherbewegungen hervorgerufen werden.

Die Übertragung der mechanischen Signale auf die Knochenzellen erfolgt durch Flüssigkeitsströme in den Canaliculi, in denen die Zellausläufer der Osteocyten liegen. Die Ströme werden anschließend von Mechanorezeptoren der Zellmembran wahrgenommen.

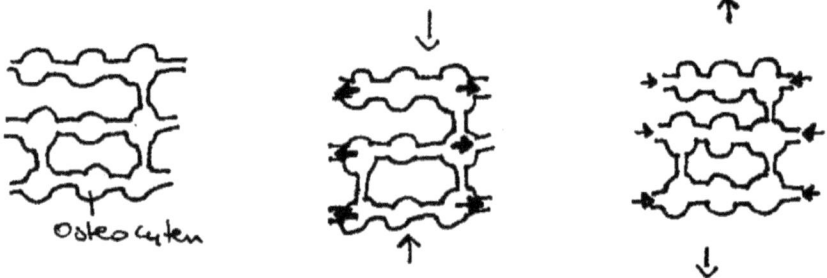

2. Knochenumbau

Knochen wird ständig umgebaut, die 2 Vorgänge kann man als Modeling und Remodeling bezeichnen.

2.1. Remodeling

Remodeling ist ein kontinuierliches Ab – und Aufbauen von Substanz, also eine zyklische Erneuerung von bestehendem Knochen ohne Gestaltsveränderung. Zuerst wird ein gewisser Bereich des Knochens von Osteoklasten abgebaut, anschließend bauen ihn Osteoblasten wieder auf. Bei corticalem Knochen entstehen dadurch Osteone, bei trabekulärem Knochen wird die Knochenoberfläche mehr oder weniger ident wiederhergestellt. Diese Art von Knochenumbau beginnt an keiner bestimmten Stelle des Knochens und wird deshalb auch als stochastisches Remodeling bezeichnet. Es kann aber auch an bestimmten Stellen ablaufen, um kleinere Schäden zu reparieren. Dann wird es gezieltes Remodeling genannt.

Es steht vor allem unter dem Einfluss von Parathormon und ist ein langsamer Vorgang. Ein Remodelingzyklus umfasst die Aktivierung, Resorption und Formation und kann Wochen bis sogar Monate dauert. Die Funktion des Remodelings ist die Erneuerung des Gewebes, damit seine Stabilität aufrechterhalten wird.

2.2. Modeling

Modeling ist immer mit einer Formveränderung des Knochens verbunden, die im kleinen Rahmen nur mikroskopisch, im größeren sogar auch makroskopisch sichtbar ist. Es entstehen sogenannte Formations – oder Resorptionsdrifts, durch die an bestimmten Stellen Knochensubstanz entweder angebaut oder abgebaut werden. Wenn dabei trabekulärer Knochen bearbeitet wird, spricht man von Mini – Modeling, bei corticalem Knochen von Makro – Modeling.

Modeling ist also ein dynamischer Adaptationsvorgang an mechanische Belastung und ein schneller Vorgang, da die Anpassung der Struktur innerhalb von Tagen stattfinden kann.

2.3. Mechanostat – Hypothese

Die Mechanostat – Hypothese von Harald Frost beschreibt, dass Knochen sich ein Leben lang so an mechanische Belastungen anpassen, dass die dadurch hervorgerufene Verformung immer in einem physiologischen Rahmen bleibt. Er adaptiert somit seine Form und in Konsequenz auch seine Festigkeit, sodass die

Knochenquerschnittsfläche direkt proportional ist zur Muskelquerschnittsfläche, welche für die Maximalkraft des Muskels verantwortlich ist.

Bei Minderbelastung findet mehr Resorption statt als Neubildung, Knochen wird also effektiv abgebaut, bei physiologischer Belastung halten sich beide Vorgänge die Waage, bei überdurchschnittlichem mechanischen Stress wird mehr Knochen gebildet als resorbiert. Wenn Knochen allerdings in pathologischen Maßen überbelastet kommt es zur Fraktur.

3. Calciumhomöostase

Die Calciumbereitstellung im Körper wird hauptsächlich durch Cholecalciferol und Parathormon geregelt, die zwar einerseits die Resorption aus dem Darm und die Ausscheidung über die Niere regulieren, allerdings auch bewirken, dass Calcium aus den Knochen freigesetzt oder eingebaut wird. Damit kann sein Plasmaspiegel in den physiologischen Grenzen gehalten werden, auch wenn dem Körper zeitweise weniger oder mehr zur Verfügung steht.

3.1. Cholecalciferol (Vitamin D)

Cholecalciferol oder Vitamin D kann über die Nahrung aufgenommen oder in den Basalzellen der Haut aus 7 – Dehydrocholesterol unter UVB – Licht – Einfluss entstehen. Die Absorption von UV – Photonen spaltet einen Ring des 7 – Dehydrocholesterol, wodurch es zum Prävitamin D_3 wird. Dieses wandelt sich sehr langsam in Secosteroid Vitamin D_3 um. Wird jedoch die Haut längere Zeit hinweg UV – Strahlung ausgesetzt, steigt die Konzentration an Prävitamin D_3 auf ihr Maximum. Sobald dieses erreicht ist wird es unter weiterem UV – Einfluss in die biologisch inaktiven Moleküle Lumisterol und, nach einem weiteren Schritt, Tachysterol umgewandelt. Beide Stoffe stellen Speicherformen dar und werden bei fallender Prävitamin D_3 – Konzentration wieder in eben dieses umgewandelt. Dadurch kann die UV – Strahlung maximal ausgenützt werden und es entstehen auch keine Vitamin – D – Intoxikationen durch zu lange Expositionen.

Gleichzeitig kann Vitamin D auch mit der Nahrung aufgenommen werden. Aus tierischen Quellen stammt Vitamin D_3, Cholecalciferol, aus pflanzlichen Vitamin D_2, Ergocalciferol. Bei Säugern sind beide ungefähr gleichwertig. Da beide fettlöslich sind, ist es für die Resorption aus der Nahrung wichtig, dass die Fettverdauung funktioniert.

Solange es sich um tagaktive Tiere handelt stammen bis zu 90% des im Körper befindlichen Cholecalciferols aus der Synthese in den Basalzellen der Epidermis. Hunde und Katzen bilden jedoch eine Ausnahme, denn da die kutane Synthese ineffektiv ist, decken auch sie ihren gesamten Bedarf durch die Nahrung.

Im Blut wird Vitamin D an das Vitamin – D – bindende – Protein und Albumin gebunden und zur Leber transportiert. Bei Vögeln liegt die Aktivität von Vitamin D_2 bei nur 1/10 bis 1/100 von Vitamin D_3, da seine Affinität zu den Transportproteinen weitaus geringer ist. Ein gewisser Teil wird ins Fettgewebe eingelagert und liegt somit als Speicher vor. In der Leber wird es in den Hepatocyten durch Hydroxylierung mit Hilfe der 25 - Hydroxylase zu 25 – Hydroxyvitamin D, Calcidiol, welches anschließend durch eine weitere Hydroxylierung im proximalen Tubulus der Niere durch die 1α - Hydroxylase zu 1α25 – Dihydroxyvitamin D, Calcitriol, umgewandelt wird. Eine Inaktivierung davon stellt eine weitere Hydroxylierungsmöglichkeit von Calcidiol in der Niere zu dem 10 000 – fach weniger aktivem 24,25 – Dihydroxyvitamin D durch die 24 - Hydroxylase dar. Calcitriol ist die eigentliche aktive Substanz und wird physiologisch nur in der Niere, mit Ausnahme der Placenta und von Makrophagen, gebildet. Die Hydroxylierungen in der Niere werden durch Parathormon, Phosphat und Calcitriol selbst streng reguliert. Parathormon hat als einziges aktivierende Wirkung auf die Hydroxylierung zu Calcitriol und inhibiert gleichzeitig die zu 24,25 – Dihydroxyvitamin D. Phosphat und Calcitriol bewirken dabei genau das Gegenteil.

Calcitriol ist ein Steroidhormon und wirkt daher durch Bindung an einen intrazellulären Rezeptor nachdem es durch die Zellmembran diffundiert ist. Der Calcitriol – Rezeptor – Komplex wandert anschließend in den Zellkern und bindet an einen Promotor und führt damit zur Veränderung der Genexpression.

Die bedeutendste Wirkung ist die Stimulation der Ca^{2+} - und Phosphorresorption im Darm und die gesteigerte Ca^{2+} - Rückresorption im distalen Tubulus der Niere. Es ist nicht sicher, ob Calcitriol die luminale Aufnahme von Ca^{2+} durch die Kanäle TRPV5 und TRPV6 (Transient receptor potential channels aus der Vanilloidrezeptor - Unterfamilie) fördert, erwiesen ist jedoch, dass es den intrazellulären Ca^{2+} - Transport durch Calbindine und die Ausschleusung ins Blut, einerseits durch die Ca^{2+} - ATPase PMCA (Plasma membrane Ca^{2+} - ATPase) und andererseits durch den Na^+/Ca^{2+} - Austauscher NCX, aktiviert.

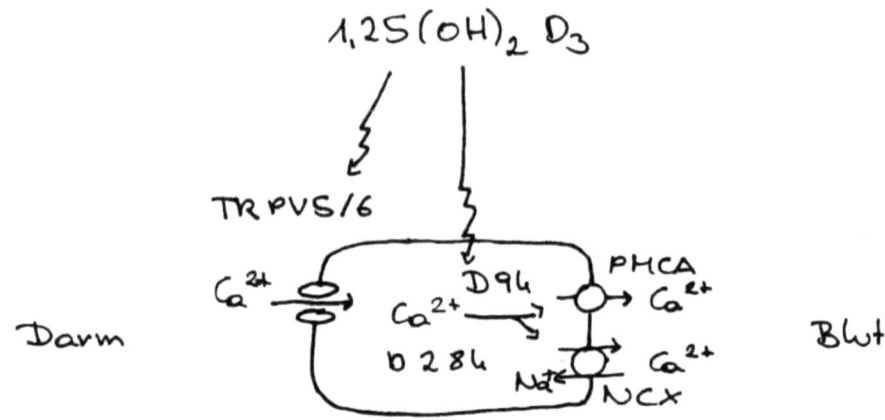

Dadurch ist es für Wachstumsprozesse und die Mineralisierung von neuem Knochengewebe unerlässlich, beeinflusst jedoch in physiologischen Dosen nicht den Knochen selbst, sondern stellt nur die nötigen Mengen an Ca^{2+} und Phosphat zur Verfügung. In pharmakologischen, also hohen Dosen kann Calcitriol die Osteoklastenaktivität erhöhen und fördert somit initial die Knochenresorption, nach längerer Gabe erhöht es allerdings die Knochenformation, hat somit anabole Wirkung und führt zu einer Zunahme der Knochenmasse.

Außerdem ist Calcitriol für die Bildung von Haaren und die Insulinsekretion des Pankreas wichtig.

3.2. Parathormon (PTH)

Parathormon wird in den Epithelkörperchen der Nebenschilddrüse gebildet und wird vor allem bei einem Ca^{2+} - Konzentrationsabfall im Plasma ausgeschüttet. Die Messung erfolgt über Calcium – sensing receptors in den Hauptzellen der Nebenschilddrüse. Wenn Ca^{2+} an den Rezeptor andockt, werden G – Proteine aktiviert, die ihrerseits die Phospholipase C aktivieren. Diese baut die Zellmembran ab, wodurch Inositoltriphosphat (IP_3) und Diacylglycerol (DAG) frei werden. IP_3 sorgt für eine Entladung der intrazellulären Ca^{2+} - Speicher und somit zur Erhöhung seiner Konzentration innerhalb der Zelle, wodurch die PTH – Sekretion gehemmt wird. DAG kann in Verbindung mit dem im Cytoplasma vorliegenden Ca^{2+} die Proteinkinase C aktivieren, welche die Aktivität der cytoplasmatischen Phospholipase A_2 fördert. Diese löst aus den Phospholipiden der Zellmembran Arachidonsäure heraus, welche zu Leukotrienen verarbeitet wird und so die Genexpression von Prä – pro – PTH, also einer Vorstufe des Parathormons, hemmt. Ist die Plasmakonzentration von Ca^{2+} niedrig, wird die PTH Sekretion und Synthese folglich nicht blockiert.

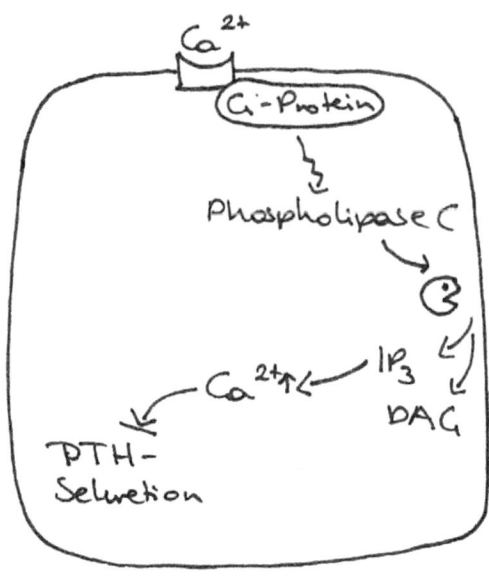

Gehemmt wird die Sekretion von Parathormon außerdem durch Unterdrückung der Transkription durch Calcitriol, kann allerdings nicht völlig eingestellt, sondern nur auf ein basales Minimum reduziert werden. Der Thymus produziert ebenfalls eine kleine Menge Parathormon, ob er jedoch eine Rolle für die Ca^{2+} - Homöostase spielt ist noch nicht völlig geklärt. Im Blut liegt die Halbwertszeit für das Hormon nur bei wenigen Minuten, weil es in der Niere filtriert und von der Leber abgebaut wird. Dadurch kann sein Serumspiegel sehr schnell angepasst werden. Die Rezeptoren für Parathormon befinden sich auf dem Nierentubulusepithel und auf Osteoblasten und endostalen Knochenbelegzellen.

Durch Bindung an seine Rezeptoren aktiviert PTH G – Proteine, welche die Adenylatcyclase und die Phospholipase C aktivieren können. Die Adenylatcyclase erhöht den cAMP – Spiegel im Cytoplasma, während die Phospholipase C durch Abbau der Zellmembran IP_3 und DAG freisetzt. Diese Second messenger lösen je nach Zelle verschiedene Kaskaden aus und sorgen somit für die zellspezifische

Wirkung von PTH, wobei jede davon auf eine Steigerung des Ca^{2+} - Spiegels im Plasma zusteuert.

In der Niere bewirkt PTH eine gesteigerte Rückresorption von Calcium und eine verminderte Absorption von Phosphat, außerdem steigert es die Calcitriolproduktion, wodurch auch die Resorption für Calcium im Darm steigt, und hemmt die von 24,25 – Dihydrovitamin D.

Im Knochen wird vermehrt Ca^{2+}, aber auch Phosphat, mobilisiert, vor allem durch verstärkte Aktivierung von Osteoklasten. Diese haben jedoch keine Rezeptoren für PTH, wodurch es nötig ist, dass sie indirekt, also über Osteoblasten, aktiviert werden. Bei länger andauerndem gestiegenen PTH – Spiegel kommt es auch zur vermehrten Fusion von Präosteoklasten, wodurch auch die Anzahl der Osteoklasten und folglich auch die Remodeling – Rate steigt. Daneben fördert es auch den durch Osteocyten und endostale Knochenbelegzellen kontrollieren Ca^{2+} - Ausstrom.

Insgesamt wird die Blutkonzentration für Calcium erhöht, die für Phosphat jedoch verringert, da Phosphat nun vermehrt mit dem Harn ausgeschieden wird.

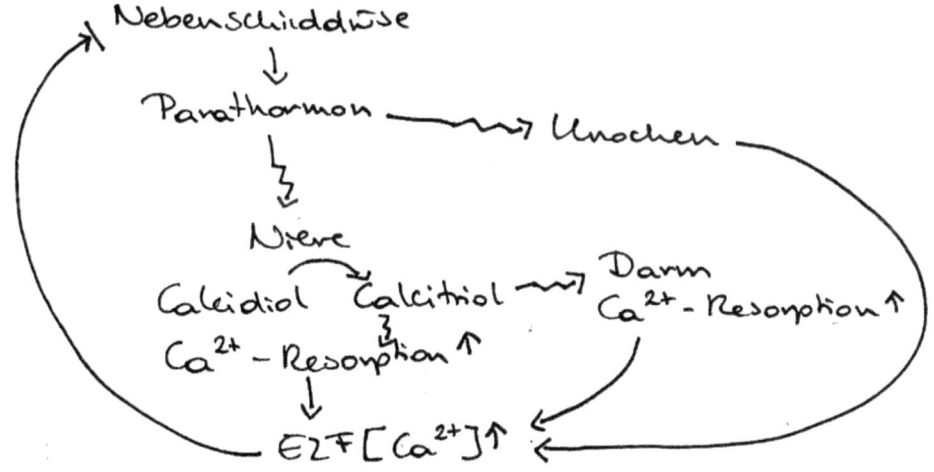

Parathormon hat akut einen katabolen Effekt auf den Knochen, chronisch – intermittierende Verabreichung führt paradoxerweise jedoch zu einer Zunahme der Knochenmasse, da Osteoblasten vermehrt proliferieren und ihre Syntheseleistung steigern.

3.3. Calcitonin

Calcitonin wird in den C – Zellen der Schilddrüse gebildet und bei erhöhtem Calciumspiegel im Blut ausgeschüttet. Die Erfassung der Plasmakonzentration erfolgt auch hier durch einen Calcium – sensing – receptor. Des Weiteren fördern auch Gastrin und Cholecystokinin die Sekretion.

Calcitonin wirkt direkt inhibierend auf Osteoklasten, welche über Calcitoninrezeptoren verfügen, und hypocalcämisch durch Hemmung des von Osteocyten und endostalen Knochenbelegzellen kontrollierten Ca^{2+} - Ausstroms aus den Knochen. Weiters steigert es die Speicherung von Ca^{2+} und Phosphat im Knochen und inhibiert die Rückresorption beider Mineralien in der Niere.

Calcitonin ist zwar somit der Gegenspieler von Parathormon, die Wirkung tritt jedoch erst bei unphysiologisch hohen Plasmakonzentrationen ein und weder die massive Überproduktion von Calcitonin, noch das völlige Fehlen führt zu wesentlichen Störungen der Calciumhomöostase. Aufgrund dessen ist die physiologische Rolle noch nicht vollständig klar.

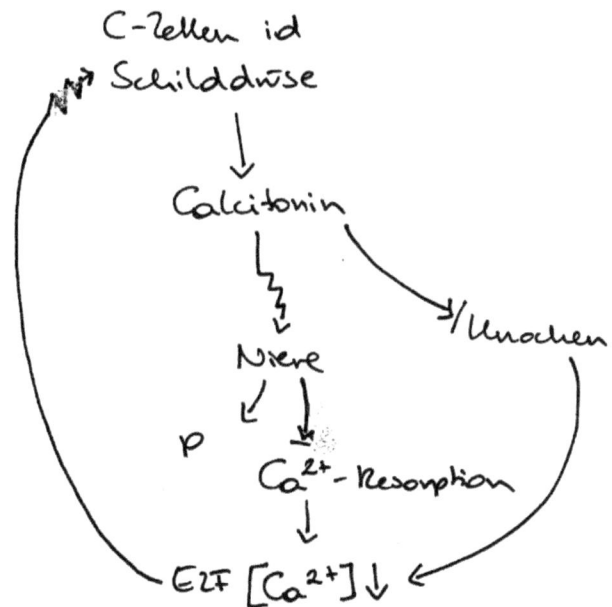

4. Störungen der Calciumhomöostase

4.1. Vitamin D – Mangel

Vitamin D – Mangel führt bei wachsenden Tieren zu Rachitis, einer Störung des Knochenstoffwechsels, welche dazu führt, dass der proliferierende Knorpel in den Epiphysenfugen nicht ausreichend verkalkt, nicht durch mineralisierten Knochen ersetzt wird und außerdem bereits bestehender Knochen demineralisiert. Somit führt Rachitis zu Verkrümmungen und Deformationen. Weiters sind das Muskelwachstum und die Zahnbildung betroffen, die Zähne weisen Schmelzdefekte auf und brechen verzögert durch.

Bei adulten Tieren führt der Mangel zu Osteomalazie, welche ebenfalls als Störung des Knochenstoffwechsels definiert ist, welche zur Demineralisierung der Knochen führt. Die durch das Remodeling neu entstehende Knochensubstanz wird nur ungenügend mineralisiert, wodurch die Belastbarkeit des Knochens abnimmt.

Dadurch kommt es bei stärker belasteten Knochen zu Mikrofrakturen und Deformationen.

Durch den Mangel an Calcitriol entstehen bei beiden Erkrankungen ein Mangel an Calcium und Phosphat, wegen der zu geringen intestinalen Resorption und dem sekundär folgenden Hyperparathyreoidismus. Zusätzlicher Mangel an Calcium verschlechtert die Situation.

Die Ursache für Calcitriolmangel kann mangelnde UV – Strahlung bzw. zu geringe Aufnahme von Vitamin D mit der Nahrung sein. Natürlich können auch sämtliche Umwandlungsschritte von Vitamin D zu Calcitriol betroffen sein bzw. auch Probleme auf Ebene der Rezeptoren sein.

4.2. Hyperparathyreoidismus

1. Primärer Hyperparathyreoidismus

Primär entsteht Hyperparathyreoidismus vor allem durch Adenome oder manchmal auch Karzinome der Nebenschilddrüse und führen zur übermäßigen Parathormonsekretion. Dadurch folgt Hypercalcämie, Hypophosphatämie, Hypercalciurie und Hyperphosphaturie, wodurch Nierensteine, Nephrocalcinose und metastatische Gewebsverkalkungen entstehen können. Des Weiteren hat die Hypercalcämie Hypotonie, Obstipation, Müdigkeit, Polyurie und Polydipsie zur Folge.

2. Pseudohyperparathyreoidismus

Eine sehr ähnliche Symptomatik zeigt der Pseudohyperparathyreoidismus, auch Tumor – Hypercalcämie. Ungefähr ein Viertel der malignen Tumore, vor allem apokrine Adenokarzinome und Lymphome bei Hunden, produzieren Hormone und bis zu 90 % dieser Hormone sind Homologe von Parathormon sogenannte PTHrP

(Parathyroid Hormone – related Protein). Da PTHrP ebenfalls an die Rezeptoren für PTH andockt, hat der Pseudohyperparathyreoidismus das gleiche klinische Bild wie ein primärer Hyperparathyreoidismus, allerdings ist die Plasmakonzentration von PTH niedrig.

Während der embryonalen Entwicklung ist PTHrP wichtig für die autokrine und parakrine Steuerung der Zelldifferenzierung und ist wichtig für die Knorpeldifferenzierung, Herzentwicklung und für die Interaktion zwischen Epithelien und Mesenchym, wie der Milchdrüse, den Haarfollikel und den Zähnen. Des Weiteren regt es den Calciumtransport durch die Placenta an und ist in der Milch in hohen Konzentrationen vorhanden, wobei die Funktion von letzterem noch nicht vollständig geklärt ist.

3. Sekundärer Hyperparathyreoidismus

Sekundär entsteht Hyperparathyreoidismus durch Calciummangel, wodurch als Anpassung an die Situation vermehrt Parathormon ausgeschüttet wird. Die Ursachen für Calciummangel können alimentär, renal und durch Vitamin – D – Mangel hervorgerufen werden.

Beim alimentär verursachten Hyperparathyreoidismus ist die Calciumaufnahme zu gering, beispielsweise aufgrund von ausschließlichem Fleischkonsum. Des Weiteren kann verringerte intestinale Resorption oder ein Ca:P – Verhältnis von unter 1 dafür verantwortlich sein.

Renal kann eine verminderte Synthese von Calcitriol aber auch eine verringerte Ausscheidung von Phosphor, beispielsweise durch chronische Niereninsuffizienz oder durch vermehrte Rückresorption, dafür verantwortlich sein.

Vitamin – D – Mangel kann aufgrund verminderter bis fehlender UVB – Exposition sowie wegen mangelnder Aufnahme mit der Nahrung auftreten. Als

Folge kann nicht ausreichend Calcitriol gebildet werden und somit wird weniger Calcium aus der Nahrung resorbiert und es muss mehr aus den Knochen freigesetzt werden.

Beim sekundären Hyperparathyreoidismus wird durch den niedrigen Calciumspiegel im Blut vermehrt Parathormon ausgeschüttet, wodurch der Knochenabbau gefördert wird. Es kommt zur Depletion des Calciumspeichers, was zu Deformationen und Frakturen führen kann. Da ständig Calcium aus den Knochen ins Blut übergeht, können die Blutwerte für Calcium sowohl erniedrigt als auch normal sein.

4.3. Hypoparathyreoidismus

Die Unterfunktion der Nebenschilddrüse kann aufgrund einer angeborenen Agenesie oder Hypoplasie auftreten oder im Rahmen einer Parathyreoiditis auftreten. Letztere kann durch das Staupevirus aber auch autoimmun hervorgerufen werden. Recht häufig ist die versehentliche Parathyreoidektomie im Rahmen von operativen Eingriffen an der Schilddrüse und dem somit iatrogen hervorgerufenen Hypoparathyreoidismus.

Wenn der Körper zu wenig PTH produziert, kommt es in der Folge auch zu Hypocalcämie, Hyperphosphatämie, Hypocalciurie, wegen des niedrigen Blutspiegels, und Hypophosphaturie.

Die Folgen sind sinkender Knochenturnover und infolge der Hypocalcämie auch zu Tetanie.

4.4. Vitamin D – Intoxikation

Wenn sehr große Mengen an Vitamin D oder Vitamin D – wirksame Substanzen mit der Nahrung aufgenommen werden, kommt es zur Hypercalcämie und

Hyperphosphatämie durch die verstärkte intestinale Resorption. Die erhöhten Plasmawerte führen zur Hypercalciurie.

Bei chronischen Intoxikationen können Gewebsverkalkungen, vor allem in Blutgefäßen, Herz, Lunge, Sehnen und Niere, und Nierensteine die Folge sein, des Weiteren ist die Knochenmasse erheblich erhöht.

Eine Pflanze, welche Vitamin D – wirksame Substanzen enthält, ist beispielsweise der Goldhafer. Eine übermäßige Aufnahme davon kann schwere bis letale Folgen haben.

Hypercalcämie kann durch pimären Hyperparathyreoidismus, Pseudohyperparathyreoidismus, Vitamin – D – Intoxikation und Morbus Addison hervorgerufen werden. Letzteres ist ein Funktionsverlust der Nebennierenrinde durch die Zerstörung selbiger. Die Folgen sind Muskelschwäche, Müdigkeit, Obstipation, Anorexie, metastatische Verkalkungen, Nierensteine, Polyurie und Polydipsie.

Hypocalcämie wird dagegen durch Vitamin – D – Mangel, Hypoparathyreoidismus, gastrointestinalen Erkrankungen in Verbindung mit verminderter Resorption oder erhöhtem Bedarf, beispielsweise aufgrund der Laktation, hervorgerufen. Die Folgen sind Krämpfe, wie bei der puerperalen Tetanie der Hunde oder der Laktationstetanie von Pferden, und neuromuskuläre Übererregbarkeit, bei Wiederkäuern auch Paresen. Bei Wiederkäuern hemmt Hypocalcämie die Vesikelfreisetzung an der neuromuskulären Endplatte, was zu Paresen, also schlaffen Lähmungen, führt. Bei anderen Spezies wird die Vesikelfreisetzung erst bei sehr starker Hypocalcämie gehemmt, hier führt ein verminderter Plasmaspiegel von freiem Calcium zu einer Erhöhung der negativen Ladung an der Außenseite von Zellmembranen. Das hat zur Folge, das spannungsabhängige Natriumkanäle leichter aktiviert werden können, es kommt zu gesteigerter Erregbarkeit von Muskel – und Nervenzellen und somit zur Tetanie.

5. Hypocalcämische Gebärparese

Die hypocalcämische Gebärparese ist eine Stoffwechselerkrankung der Milchrinder, deren Ursache in einer hochgradigen Hypocalcämie und Hypophosphatämie in der Zeit um die Geburt und somit auch im Zeitraum des Einsetzens der Laktation darstellt. Eine wichtige Rolle dabei spielt das Parathormon, da es den Calciumspiegel im Blut erhöht, indem es in der Niere die tubuläre Reabsorption von Calcium im Gegensatz zu dem von Phosphaten steigert. Dort fördert sie auch die Bildung von Calcitriol und hemmt die Synthese von dem inaktiven 24,25 – Dihydrovitamin D_3. Der für die Pathogenese wichtigste Effekt von PTH ist allerdings die Wirkung auf den Knochen, wo es bereits bestehende Osteoklasten aktiviert und die Bildung von neuen anregt. Somit erhöht sich nicht nur die Aktivität, sondern auch die Anzahl der knochenabbauenden Zellen, was den Effekt auf den Calciumspiegel potenziert.

Während der Trockenstehperiode ist die Calciumfreisetzung aus den Knochen relativ inaktiv, vor allem, wenn calciumreich gefüttert wird. Das hat den Grund, dass bei diesen Rindern die Calciumhomöostase größtenteils über die intestinale Absorption geregelt wird und somit die PTH – regulierte Freisetzung aus den Knochen eine untergeordnete Rolle spielt. Dadurch ist die Anzahl der Osteoklasten und in Folge dessen auch die mögliche Abbaurate niedrig. Im Zeitraum der Geburt, wenn die Laktation wieder einsetzt, verlieren Kühe 1,2 g Calcium pro Liter Milch und haben somit hohe Verluste, welche zu einem Absinken der Serumkonzentration sogar bis unter 50% des Normalwerts führt. Die

Nebenschilddrüse reagiert darauf mit der Ausschüttung von Parathormon, welches auf Osteoblasten und andere Stromazellen des Knochens wirkt. Diese schütten RANKL aus, der an die RANK – Moleküle der Osteoklasten und Präosteoklasten bindet. Erstere werden aktiviert, zweitere zur Fusion angeregt. Allerdings bleibt trotz der funktionierenden Signalkette die Knochenresorption minimal, da sich nur wenige Osteoklasten auf der Knochenoberfläche befinden.

Bei Kühen, welche in der Trächtigkeit bezüglich Calcium restriktiv gefüttert wurden, kann Parathormon gut angreifen, da genügend Osteoklasten vorhanden sind.

Weitere prädisponierende Faktoren sind Magnesiummangel, da dadurch die PTH - Sekretion gehemmt und somit der Knochenturnover gesenkt wird, Alkalose, weil sie die Knochenresorption hemmt, und Phosphorüberschüss, da dieser sich negativ auf die 1α - Hydroxylase auswirkt. Einerseits hemmt er das Enzym direkt, andererseits wird die Fibroblast growth factor 23 – Sekretion aus dem Knochen gefördert. FGF 23 hemmt die Phosphat – Reabsorption im proximalen Tubulus der Niere und reduziert die Aktivität der 1α - Hydroxylase.

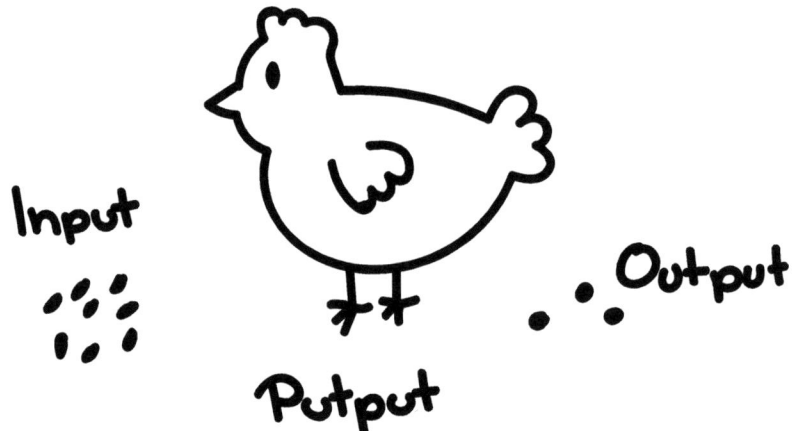

Energiehomöostase

Jeder lebende Organismus benötigt Energie, um Arbeit verrichten zu können und kann diese in unterschiedlicher Form erzeugen, wie beispielsweise in chemischer, elektrischer, thermischer oder mechanischer. Die verschiedenen Energieformen können ineinander überführt werden, es gibt jedoch stets Verluste, meist in Form von Wärme.

Der Körper benötigt Energie allein schon für die lebenserhaltenden Vorgänge, beispielsweise um Muskulatur zu kontrahieren, also für die Fortbewegung, allerdings auch um Stoffe zu transportieren, also für die Arbeit von Herz – oder glatter Muskulatur, und vor allem homoiotherme Organismen verbrauchen viel Energie, um ihre Körpertemperatur zu erhalten. Auf zellulärer Ebene werden Konzentrationen aufrechterhalten und Stoffe auch gegen ihren elektrochemischen Gradienten transportiert. Werden zusätzliche Leistungen erbracht, wird auch weitere Energie verbraucht. Das beschränkt sich nicht nur auf Arbeit in Form von Bewegung, sondern gilt auch für Tiere im Wachstum, in der Trächtigkeit, für Mastleistung, Laktation und Eiproduktion.

Um ausreichend Energie zur Verfügung zu haben, muss diese ständig zugeführt werden, weshalb Nährstoffe in Form von Kohlenhydraten, Fetten und Proteinen durch oxidativen Abbau verstoffwechselt werden. Durch die stufenweise Oxidation der Nährstoffe kann in den Mitochondrien die Atmungskette ablaufen, die zur Bildung von ATP führt.

1. Grundlagen

Der Energieerhaltungssatz sagt aus, dass in einem abgeschlossenen System die Energiemenge immer dieselbe bleibt, sie kann nicht erschaffen oder vernichtet werden, sondern sich nur von einer Form in die andere umwandeln. Dabei ist der Wirkungsgrad der Umwandlung immer geringer als 1, weil Wärme bei jeder Reaktion verloren geht.

Diese Wärmeenergie kann ermittelt werden indem die Energiedifferenz zwischen den Anfangsstoffen und den Endprodukten berechnet wird. Da freiwillig ablaufende Reaktionen immer von einem Zustand höherer Energie zu einem Zustand niedrigerer Energie ablaufen, werden sie als katabole Reaktionen bezeichnet und da dabei Wärme frei wird, sind sie außerdem exergon.

Wenn eine Reaktion allerdings ein Produkt mit höherer Energie als seine Ausgangsstoffe erzeugen soll, muss Energie in diese Reaktion investiert werden. Solche endergonen Reaktionen beschreiben anabole Stoffwechselwege.

2. Brennwert eines Stoffes

Der Brennwert oder Energiegehalt eines Stoffes kann im Bombenkalorimeter als Verbrennungswärme gemessen werden. Die Verbrennung einer bestimmten Menge findet vollständig und in einer Sauerstoffatmosphäre statt, die dabei produzierte Wärme erwärmt den Wassermantel um das Kalorimeter. Die Temperaturerhöhung des Wassers gibt Aufschluss darüber wieviel Wärme bei der Verbrennung erzeugt wurde. Damit kann man den physikalischen Brennwert bestimmen. Man muss jedoch beachten, dass der Brennwert nichts über die Energie aussagt, die zur Verdauung eines Stoffes aufgebracht werden muss. Beispielsweise ist der physikalische Brennwert von Stroh und Weizen gleich.

Die Verbrennungswärme wird vor allem bei Futtermitteln auch als Bruttoenergie eines Stoffes bezeichnet, jedoch wird im Körper auch einiges an Energie über den Kot, Harn und durch Gärgase ausgeschieden, wodurch nicht alles davon nutzbar ist. Der Teil der Energie, der dem Organismus zur Verfügung steht, wird als Nettoenergie bezeichnet. Die Ermittlung der Bruttoenergie wird nicht nur bei Nährstoffen, Futtermitteln und ganzen Rationen durchgeführt, sondern auch bei tierischen Produkten und Exkrementen.

Im Gegensatz dazu wird der Energiegewinn, der durch die Oxidation von Stoffen im Körper entsteht, als physiologischer Brennwert bezeichnet. Kohlenhydrate und Fette haben jeweils den gleichen physikalischen wie physiologischen Brennwert, weil beide vollständig zu CO_2 und H_2O verbrannt werden können. Proteine werden im Bombenkalorimeter vollständig verbrannt, allerdings kann der darin enthaltene Stickstoff im Körper nicht oxidiert werden, weshalb er als Harnstoff bzw. Harnsäure bei Vögeln ausgeschieden werden muss. Da dies einen Verlust von Energie darstellt, hat das zur Folge, dass der physikalische Brennwert von Proteinen größer ist als der physiologische.

Der energiebringende Mechanismus ist die stufenweise Oxidation des Wasserstoffs, der bei jeder Oxidation der 3 Nährstoffe anfällt. Der Vorgang findet in der Atmungskette der Mitochondrien statt und führt zur Bildung von ATP.

2.1. Kohlenhydrate

Der physikalische Brennwert von Kohlenhydraten ist gleich dem physiologischen und nimmt von Monosacchariden mit 15,6 kJ/g über Disaccharide mit 16,6 kJ/g bis zu Polysacchariden mit 17,6 kJ/g zu. Kohlenhydrate sind ein wichtiger Energielieferant des Körpers und können als Glykogen gespeichert werden. Die Kapazitäten des Körpers für Glykogen sind allerdings begrenzt weshalb der Rest in Fett umgewandelt und gespeichert wird. Da viel mehr Kohlehydrate als Fett aufgenommen werden können, ist das Futtermittel für die Mast auch möglichst reich daran.

2.2. Fette

Der physikalische Brennwert von tierischen Fetten entspricht dem physiologischen und liegt bei 39,8 kJ/g. Damit liefert 1 g Fett im Schnitt ungefähr 2,4 – fach so viel Energie wie 1 g Kohlenhydrate. Es ist jedoch nicht nur ein ausgezeichneter Energielieferant, sondern ist auch die Speicherform von Energie im Körper.

2.3. Protein

Aminosäuren werden im Körper eigentlich für den Aufbau von körpereigenen Proteinen verwendet, können aber ebenfalls zur Energiegewinnung verwendet werden und werden dafür durch die Gluconeogenese umgebaut. Diese findet zu 80 % in der Leber, allerdings zu 20 % auch in der Nierenrinde statt. Die wichtigste Aminosäure dafür ist Alanin, das im Muskel durch Proteolyse entsteht.

Proteine sind aus jeweils unterschiedlichen Aminosäuren aufgebaut, wodurch für jedes Protein ein anderer physikalischer Brennwert bestimmbar ist. Im Durchschnitt beträgt er 23,9 kJ/g.

Der physiologische Brennwert von Proteinen ist wegen der unvollständigen Nutzung als Energiequelle durch die Ausscheidung von Harnstoff bzw. Harnsäure geringer als der physikalische. Wie groß die Verluste sind kann man nur abschätzen, indem man von dem theoretischen Fall ausgeht, dass sämtliche Proteine als Energiequelle genützt werden und anschließend die Energie der ausgeschiedenen Endprodukte abgezogen wird. Zusätzlich kommt es auch noch zu Energieverlusten bei der Metabolisierung der Proteine, wodurch der physiologische Brennwert ungefähr 18,4 kJ/g beträgt.

Da Kohlenhydrate, Fette und Proteine als Energiequellen dienen können, ist es laut dem Gesetz der Isodynamie auch möglich sie gegeneinander auszutauschen. 100 g

Glucose entsprechen demnach 39 g Fett und 85 g Protein. Diese Tatsache hilft dabei bedarfsgerechte Futterrationen zusammenzustellen.

3. Verwertung von Nahrung

Der Körper kann bekanntlich nicht die gesamte Bruttoenergie verwenden. Im Gastrointestinaltrakt wird die aufgenommene Nahrung verdaut und in möglichst resorbierbare Bestandteile aufgespalten, die nicht verdaulichen Bestandteile werden mit dem Kot ausgeschieden, ohne dass deren Energie einen Nutzen für den Organismus hatte. Wenn man die Energiemenge des Kotes von der Bruttoenergie abzieht, so ergibt sich daraus die verdauliche Energie.

Die bei der Verdauung durch Mikroben gebildeten Gase, vor allem Methan und Wasserstoff, werden an die Umgebung abgegeben ohne eine Funktion für das Tier zu haben. Bei Fleischfressern sind die Verluste wegen der geringen Mengen vernachlässigbar, bei Schweinen, Pferden und vor allem bei Wiederkäuern werden beträchtliche Mengen gebildet, wodurch hier größere Energieverluste entstehen. Ein Rind mit 500 – 600 kg produziert im Durchschnitt 300 l Methan und 30 l Wasserstoff. Könnte sie diese Gase nutzen würde sie allein damit 23 % ihres Energiebedarfs für einen Tag decken.

Des Weiteren wird bei der Fermentation durch Mikroorganismen Wärme produziert, die je nach Umgebungstemperatur zur Erhaltung der Körpertemperatur verwendet oder an die Umgebung abgegeben wird, wodurch auch sie einen Verlust darstellt.

Nach Abzug der Wärme – und Gasenergie bleibt die resorbierbare Energie übrig, also die Energie, die der Körper wirklich aufnimmt. Von der resorbierbaren Energie wird dann noch die Energie abgezogen, die durch die Ausscheidung von Harnstoff, Harnsäure, Allantoin, Kreatinin und Hippursäure verloren geht. Was übrig bleibt ist die umsetzbare Energie, von der nur noch die sogenannte Extrawärme abgezogen wird. Die Extrawärme ist die Differenz zwischen der Wärmeproduktion im Nüchternumsatz und nach der Nahrungsaufnahme, die durch das Kauen, den Transport und die Verdauung der Nahrung, die Sekretion und den intermediären Stoffwechsel, der hauptsächlich in der Leber stattfindet, die Transformationsverluste bei der ATP – Bildung und die Synthese körpereigener Stoffe entsteht.

Nach diesen letzten Abzügen bleibt die Nettoenergie übrig als die Energie, die dem Körper schlussendlich zur Verfügung steht. Da allein diese Energiemenge darüber entscheidet wie viel Leistung erbracht werden kann, beginnend bei der Erhaltung über Zuwachs, Trächtigkeit, Synthese von tierischen Produkten bis zur Anlegung von Reserven, ist sie auch wichtig um Futtermittel zu beurteilen.

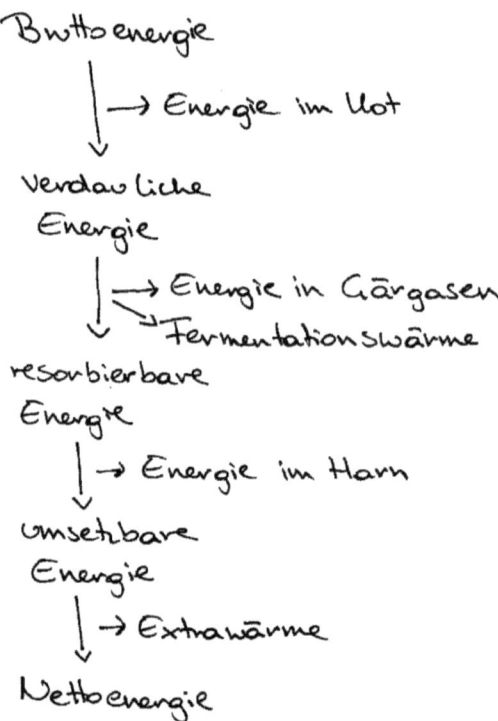

4. Kalorimetrie

Dadurch, dass bei der Verbrennung von Glucose nicht nur ATP, sondern auch Wärme, Wasser und Kohlendioxid entsteht, kann man sowohl anhand der gebildeten Wärmemenge als auch anhand des abgeatmeten CO_2 auf den Stoffwechsel schließen.

4.1. Direkte Kalorimetrie

Die direkte Kalorimetrie versteht sich als ein Teilgebiet der Thermodynamik, das die Wärmekapazität oder den Wärmeaustausch misst, welche bei physikalischen, chemischen oder biologischen Reaktionen entsteht.

Da homoiotherme Tiere ihre Körpertemperatur konstant halten müssen, wird die überschüssig gebildete Wärme an die Umgebung abgegeben. Die Wärmeproduktion entspricht der Wärmeabgabe, welche durch die direkte Kalorimetrie ermittelt werden kann. Sie misst die Wärmeabgabe in einem Tierkalorimeter, bei dem der Wärmefluss durch die Wand des Kalorimeters hindurch gemessen wird. Der Aufwand für Nutztiere ist jedoch sehr groß.

4.2. Indirekte Kalorimetrie

Bei der indirekten Kalorimetrie wird der Gaswechsel, also die CO_2 – Bildung und der O_2 – Verbrauch, gemessen, da er in direktem Zusammenhang mit der verbrauchten Nährstoffmenge, der dadurch erzeugten Wärmemenge und den Verbrennungsendprodukten steht.

1 Mol $C_6H_{12}O_6$ + 6 Mol O_2 ⇒ 6 Mol H_2O + 6 Mol CO_2 + 2808 kJ Wärme

Wie diese Reaktionsformel zeigt, kann man allein anhand des Gaswechsels Rückschlüsse auf die anderen Reaktionsbestandteile machen. Die Messung des Gaswechsels erfolgt in einer Respirationskammer und über die Brouwer'sche

Formel kann anschließend die verbrauchte Energiemenge bei gleichermaßen verbrannten Kohlenhydraten, Fetten und Proteinen berechnet werden.

$$E = 5{,}02 \cdot CO_2 + 16{,}18 \cdot O_2 - 0{,}96 \cdot P$$

E = verbrauchte Energie [kJ]

CO_2 und O_2 in [l]

P = geschätztes Protein, das wegen der unvollständigen Verbrennung von Proteinen über den Harn ausgeschieden wird

Bei Wiederkäuern, Pferden und Kaninchen muss der Energieverlust durch die Gärgase in die obige Gleichung miteinbezogen werden.

Die Faktoren ergeben sich aus der Menge des verbrauchten Sauerstoffs und produzierten Kohlendioxids bei dem Verbrauch von je 1 g Kohlenhydraten, Fetten und Proteinen. Beispielsweise werden für die Metabolisierung von 1g Kohlenhydraten 0,83 l CO_2 freigesetzt, 0,83 l O_2 verbraucht und 17,6 kJ Wärme produziert. Damit haben Kohlenhydrate für die CO_2 – Produktion und den O_2 – Verbrauch einen respiratorischen Quotienten von 1, es wird gleich viel dem einen verbraucht wie von dem anderen produziert. Für die Verbrennung von 1g Fett wird 2,01 l Sauerstoff verwendet und 1,43 l CO_2 entstehen, genauso wie 39,8 kJ Wärme. Der respiratorische Quotient liegt bei 0,7. Da Proteine aus unterschiedlichen Aminosäuren zusammengesetzt sind, ist der respiratorische Quotient auch nicht konstant, beträgt aber im Schnitt 0,83. Aus 1g Proteinen können 0,77 l CO_2 und 18,4 kJ Wärme gebildet werden, bei einem Sauerstoffverbrauch von 0,96.

Der respiratorische Quotient gibt Hinweise darauf, welche Nährstoffe gerade verbraucht werden, es ergeben jedoch unterschiedliche Mischungsverhältnisse von Kohlenhydraten, Fetten und Proteinen unter Umständen dieselben Quotienten, weshalb man diesen nicht überbewerten sollte.

5. Energieumsatz

Der Energieumsatz eines Tieres wird von vielen Faktoren beeinflusst, vor allem durch die Körpergröße, die Tierart, die Umgebungstemperatur, die Tageszeit und zum Teil auch durch die Jahreszeit, das Alter sowie das Geschlecht. Wenn ein Tier Leistung erbringt, egal ob Wachstum, Trächtigkeit, Bewegung oder Produktion von Milch oder Eiern, ist sein Energieumsatz erhöht.

Der Grundumsatz, also der Energieumsatz, der für die Aufrechterhaltung aller lebensnotwendiger Prozesse unbedingt nötig ist, kann im postresorptiven Zustand, in thermoneutraler Umgebung, bei körperlicher Ruhe aber im Wachzustand gemessen werden. Dabei darf das Tier weder an Körpermasse zunehmen noch welche verlieren.

Die lebensnotwendigen Prozesse beschränken sich nicht nur auf die Aufrechterhaltung des Kreislaufs und der Atmung, sondern schließen auch den normalen Muskeltonus, die Tätigkeit von Drüsen und die Erneuerung von Gewebe ein. Anhand des Grundumsatzes können Vergleiche einerseits zwischen den Tieren einer Art und andererseits zwischen verschiedenen Arten angestellt werden.

Der postresorptive Zustand wird erreicht, wenn keine Verdauungsarbeit mehr geleistet werden muss. Man erreicht ihn durch unterschiedlich lange Nahrungskarenz, die Dauer ist von der Futterpassagezeit und somit der Tierart abhängig, bei Monogastriern beträgt sie meistens zwischen 1 und 4 Tagen.

Da Tiere nur äußerst selten körperlich vollkommen ruhig sind, wird eine motorisch bedingte Komponente in die Berechnung des Grundumsatzes einbezogen. Dafür muss allerdings sämtliche Körperbewegung registriert werden.

Im thermoneutralen Bereich muss ein Organismus weder Energie für die Wärmeproduktion noch für die Wärmeabgabe aufwenden. Die im Ruhestoffwechsel gebildete Wärme reicht aus, um die Körpertemperatur zu erhalten, wodurch der Energieumsatz in einer solchen Umgebung am niedrigsten ist. Je kleiner ein Tier ist, desto höher muss die Umgebungstemperatur sein, um die erforderliche Thermoneutralität zu erreichen. Bei Ratten liegt sie beispielsweise bei 28 °C, bei Rindern bei 15 °C. Der Grund dafür liegt in der zur Körpermasse relativ größeren Körperoberfläche wodurch auch ein relativ höherer Wärmeverlust entsteht.

Homoiotherme Tiere können aufgrund des Zusammenhangs zwischen der Körpermasse und der Körperoberfläche nicht beliebig groß oder klein werden. Zu große Tiere könnten nicht genügend Wärme abgeben wohingegen zu kleine Tiere ihre Temperatur nicht erhalten könnten.

Dem Wärmeverlust wirken Tiere aus kälteren Regionen durch zusätzliche Isolation entgegen, beispielsweise durch das Anlegen einer Fettschicht oder besonders dichtem Fell. Dadurch ist der Wärmeverlust nicht proportional der Körperoberfläche, sondern variiert mit der Felldicke und – dichte, der subkutanen Fettschicht und der thermoregulatorischen Maßnahmen wie der Regulation der Blutzirkulation in der Haut oder dem Sträuben der Haare.

Zusätzlich zur relativ größeren Körperoberfläche haben kleine Tiere auch einen höheren Anteil an stoffwechselintensiven inneren Organen im Vergleich zu den stoffwechselarmen Stützorganen. Die Gesamtmasse einer Maus besteht zu 12 % aus inneren Organen und zu 5 % aus Skelett während ein Elefant aus 2 % innerer Organe und 30 % Skelett besteht. Die Verteilung erfolgt aufgrund von mechanischen Notwendigkeiten. Ein Elefant mit nur 5 % Skelett könnte nicht stehen, eine Maus benötigt hingegen nicht mehr.

Wenn ein Tier Leistung in welcher Form auch immer erbringt, steigt sein Energieumsatz an und wird als Leistungsumsatz bezeichnet.

5.1. Allometrische Umsatzformel

Die allometrische Umsatzformel liefert die Beziehung zwischen der Körpergröße und dem Grundumsatz.

$$E = a \cdot M^b$$

E = Grundumsatz in [kJ/Tag]
a = Faktor für die Stoffwechselintensität
M = Körpermasse in [kg]
b = Massenexponent

Für diese Formel wurden anhand von Statistiken sowohl a als auch b ermittelt. Der Massenexponent beträgt 0,75 da mit zunehmender Körpermasse die Energieumsatzrate nur unterproportional ansteigt, ein Tier mit doppelter Körpermasse benötigt nicht doppelt so viel Energie, sondern beispielsweise nur das 1,7 – fache. Das Niveau der Stoffwechselaktivität beträgt pro $kg^{0,75}$ 283 kJ/Tag. Damit ergibt sich aus der allometrischen Formel die Grundumsatzformel:

$$E = 283 \text{ kJ/Tag} \cdot M^{0,75}$$

E = Grundumsatz in [kJ/Tag]
M = Körpermasse in [kg]

Die Formel ist ziemlich genau und gilt dabei nicht nur für Säuger, sondern für alle Tiere und sogar Einzeller, nur der Faktor a erhöht sich mit steigender Entwicklungsstufe, eventuell aufgrund erhöhter Mitochondrien – und Schilddrüsenaktivität.

5.2. Erhaltungs – und Leistungsbedarf

Der Grund – oder Erhaltungsumsatz liefert die Energiemenge des Erhaltungsbedarfs, durch dessen Aufnahme weder Körpermasse verloren noch angesetzt wird. Im Gegensatz dazu steht der Leistungsumsatz, der sich aus dem Erhaltungsumsatz plus der Energie, die für die Transformation der Nährstoffe in ein tierisches Produkt notwendig ist, errechnet. Bei Masttieren sind die Produkte Fett – und Muskelansatz, bei milchliefernden Tieren ist es die Synthese von Milchfett und – protein und bei Legehühnern die Produktion von Eiern.

Wie groß der Unterschied zwischen dem Grund – und dem Leistungsumsatz ist hängt davon ab, wie die ähnlich die Energiequelle und das Produkt sind. Der Ansatz von Fett ist einfacher aus resorbierten Fettsäuren als aus Glukose. Je kleiner also die Änderung in der Zusammensetzung ist, desto weniger Energie kostet die Produktion.

Auf dieser Basis können Rationen an Tiere und die von ihnen verlangte Leistung optimal angepasst werden.

6. Hunger

Da nicht ständig Energie über den Verdauungstrakt aufgenommen werden kann ist es wichtig während Energieüberschuss Reserven anzulegen und bei Energiemangel den Bedarf daraus zu decken. Der Körper kann nur begrenzt Glykogen als schnell verfügbare Kohlenhydratreserven einlagern, weshalb diese sehr schnell verbraucht sind. Während die Glykogenspeicher entleert werden startet bereits die Verbrennung von Depotfett, sodass die Mechanismen ausreichend angelaufen sind, wenn die Glykogenreserven erschöpft sind. Fett bieten zum einen den Vorteil, dass die Speicherkapazitäten nahezu unbegrenzt sind und zum anderen, dass es viel energiereicher ist als Glukose.

Leptin, ein Hormon aus Adipocyten, wirkt auf den Hypothalamus und senkt dort die Produktion von appetitsteigernden und fördert die von appetitzügelnden Substanzen. Je mehr Adipocyten im Körper vorhanden und je besser sie gefüllt sind desto mehr Leptin wird ausgeschüttet. Wenn die Fettdepots also für die Erhaltung des Stoffwechsels angegriffen werden, verringert sich die Blutkonzentration von Leptin und es entsteht Hunger.

Wenn die Nahrungszufuhr länger unterbleibt ist zu wenig Oxalacetat vorhanden, um das Acetyl – CoA aus dem Fettabbau in den Citratzyklus einzuschleusen. Deshalb werden vermehrt Ketonkörper gebildet, weshalb der Blut – pH sinkt und es zur Hungeracidose kommt.

Proteine werden vom Körper nicht als Energiequellen gespeichert, er hat jedoch die Möglichkeit die körpereigenen Proteine anzugreifen, wenn die sich Fettdepots erschöpfen. Wenn auch dieser Weg erschöpft ist und nicht mehr ausreichend Energie vorhanden ist, um die lebensnotwendigen Prozesse zu erhalten, stirbt der Organismus. Sowohl die Wärmeproduktion als auch die Atemmuskulatur und das Herz haben nicht genug Energie zur Verfügung um weiter zu arbeiten. Dabei kann es auch vorkommen, dass noch Reserven, sogar in Form von Fett vorhanden sind. Im Durchschnitt verlieren Tiere zwischen einem Viertel und der Hälfte ihrer Körpermasse bevor der Hungertod eintritt. Diese Verluste treten vor allem an Fettgewebe (97 %), der Skelettmuskulatur (30 %) und den Drüsen (zB Leber 54 %) auf, das Herz und das ZNS verlieren wegen ihrer Wichtigkeit nur 2 – 3 %.

Thermoregulation

Unter Thermoregulation versteht man die Unabhängigkeit der Körperkerntemperatur eines Organismus von der Umgebungstemperatur. Sie ist wichtig, da die Temperatur die kinetische Energie der Moleküle im Körper beeinflusst und somit Voraussetzung dafür ist, dass chemische Reaktionen mit einer gewissen Geschwindigkeit stattfinden können. Das hat nicht nur theoretische, sondern auch klinische Relevanz, da man bei Hypoxie einer Körperregion versucht Reperfusionsschäden so gering wie möglich zu halten, indem man diese kühlt.

Weitgehend unabhängig von der Außenwelt bleibt die Temperatur bei homoiothermen Organismen, zu denen Säugetiere und Vögel zählen. Dagegen folgt die Körpertemperatur der poikilothermen Insekten, Fische, Amphibien und Reptilien der Umgebungstemperatur. Für die Regulation haben homoiotherme Organismen Mechanismen entwickelt, die es ihnen erlauben die Wärmeproduktion und die Wärmeabgabe gleich zu halten. Temperaturschwankungen im Körperkern werden eher schlecht toleriert, es gibt jedoch auch Ausnahmen. Beispielsweise können Arten, die Winterschlaf halten, Temperaturen nahe 0°C tolerieren, der Gefrierpunkt der Körperflüssigkeiten liegt jedoch meist bei – 0,5 bis – 1°C. Die Hitzetoleranz ist ebenfalls je nach Art unterschiedlich. Die innere Körpertemperatur von Vögeln kann bei bis zu 42°C liegen, wodurch ihr Hitzelimit mit 46°C deutlich höher liegt als das der Säuger. Bei der Tierhaltung sollte man jedoch bedenken, dass es nicht nur wichtig ist die Umgebung so zu gestalten, dass die Tiere nicht unterkühlen oder überhitzen, sondern auch, dass jede thermoregulatorische Maßnahme Energie verbraucht. Will man also möglichst viel Leistung, ist auf das Temperaturoptimum zu achten.

1. Poikilothermie vs. Homoiothermie

Jede der beiden Eigenschaften hat seine Vor – und Nachteile. Die Vorteile der Poikilothermie liegen klar im geringeren Energieverbrauch, wodurch auch weniger Energie aufgenommen werden muss und dadurch, dass die Tiere nur bei idealen Temperaturen aktiv sind, ist weder Nahrungssuche im Winter noch das Anlegen von Reserven für diesen notwendig. Die Inaktivität bei Kälte ist jedoch gleichzeitig ein Nachteil, da weder Flucht noch Kampf möglich sind und diese Tiere somit zur leichten Beute werden. Das hat zur Folge, dass nur Gebiete mit günstigen Temperaturverhältnissen bewohnbar sind.

Der größte Vorteil der Homoiothermie ist, dass sie für uneingeschränkte Aktivität sorgt, egal ob es kalt oder warm ist. Das bringt jedoch den Nachteil, dass der Energie –, Wasser – und Substratumsatz um einiges größer ist als bei wechselwarmen Tieren, da die Wärmebildung und Wärmeaufnahme der Wärmeabgabe entsprechen müssen. Des Weiteren ist der Regelungsbedarf sehr hoch, da sowohl die Wärmebildung als auch der Wärmefluss zwischen Körperkern und Schale und zwischen Schale und Außenwelt geregelt sein muss.

Es gibt neben der Einteilung in homoiotherm und heterotherm auch alternativ die Möglichkeit zwischen endothermen und ektothermen Organismen zu unterscheiden. Endotherme Tiere produzieren ihre Wärme selbst während ektotherme Tiere ihre Körperwärme fast ausschließlich aus der Umgebung beziehen.

Ein Sonderfall ist die temporäre Heterothermie bei der durch das zeitlich begrenzte Herabsetzen der thermoregulatorischen Wärmebildung homoiotherme Tiere partiell endotherm sind bzw. der umgekehrte Fall vorliegt, nämlich, dass poikilotherme Tiere zeitweise die metabolische Wärmebildung erhöhen und somit als fakultativ endotherm zu bezeichnen sind. Ein Beispiel auf der partiell endothermen Seite ist der Schnabeligel. Aber auch alle anderen Monotremata, also eierlegende Säugetiere, und Kolibris schwanken in ihrer Temperatur. Fakultativ endotherm sind beispielsweise Haie oder Bienen, aber auch manche anderen Insekten können Wärme erzeugen.

2. Temperaturverteilung des Körpers

Auch bei homoiothermen Organismen ist die Temperatur nicht vollständig gleich verteilt. Während der Körperkern, also das Gehirn gemeinsam mit den Organen des Thorax und Abdomens, homoiotherm ist, ist die Körperschale streng genommen poikilotherm. Bei warmer Umgebungstemperatur ist die Schale relativ dünn und auch die Extremitäten haben nahezu die gleiche Temperatur wie der Kern, bei kühleren Temperaturen wird sie jedoch nicht mehr ganz so gut durchblutet, weshalb sie in Folge abkühlt und dicker wird.

Stellvertretend für die inneren Organe kann die Temperatur im Rektum, in der Vagina oder bei Vögeln in der Kloake gemessen werden Die Tiere sollten in Ruhe und bei neutraler Lufttemperatur gemessen werden. In der Praxis ist allerdings allein der Stress, der durch das Fixieren verursacht wird, für Kleintiere und Vögel ausreichend, um die Temperatur ansteigen zu lassen. Pferde benötigen nach Anstrengung bis zu einer Stunde bis ihre Temperatur wieder im Referenzbereich ist.

3. Registrierung

Die Körperkerntemperatur kann von Kerntemperatur – Messfühlern wahrgenommen werden, die sich an mehreren Organen des Körperkerns befinden, vor allem aber im Rückenmark und bei Säugern auch im Hypothalamus sitzen.

Abgesehen von den zentralen Rezeptoren gibt es auch noch periphere in der Haut. Im Gegensatz zu den vorwiegenden Kälterezeptoren der Haut nimmt die Aktivität der zentralen Rezeptoren mit steigender Wärme zu. Die Rezeptoren sind freie Nervenendigungen.

Im Hypothalamus laufen die Informationen über den Istwert zusammen und werden mit dem Sollwert verglichen. Besteht eine Differenz, werden von hier aus efferente Signale in den Körper geschickt, um die Mechanismen einzuleiten, welche die Körpertemperatur beeinflussen können. Die Aktivierung dieser Maßnahmen ist proportional zur Differenz.

Woher der Hypothalamus die Informationen über den Sollwert erhält und weshalb bei vielen Tieren ein gewisser Tagesrhythmus herrscht, wodurch sie morgens um 0,5 – 1°C kälter sind als am Nachmittag, ist nicht restlos geklärt. Die Absenkung der Körperkerntemperatur im Winterschlaf wird allgemein als Senkung des Sollwerts interpretiert, wohingegen Fieber eine Erhöhung des Sollwertes darstellt.

4. Wärmeübertragung

Jeder Körper tauscht ständig Wärme mit seiner Umgebung aus. Dafür gibt es die Mechanismen Leitung, Konvektion, Strahlung und Evaporation oder Verdunstung. Abgesehen von der Evaporation sind die Möglichkeiten proportional zur Körperoberfläche.

Durch Leitung wird die kinetische Energie von einem Molekül durch Kontakt direkt auf ein anderes übertragen. Der Nettotransfer erfolgt immer von dem wärmeren auf den kälteren Körper, wodurch ein liegendes Tier viel Wärme an den Untergrund abgeben kann – vor allem dann, wenn dieser noch dazu gut wärmeleitend ist.

Bei der Konvektion erwärmt sich die umgebende Luft. Da warme Luft aufsteigt, folgt ständig kältere von unten nach, die sich ebenfalls erwärmt. Wieviel der Körper dabei an Wärme verliert ist proportional der Temperaturdifferenz zwischen der Körperoberfläche und der Luft. Bei Windstille spricht man von freier Konvektion, bei Wind von erzwungener. Da die Wärmeverluste durch erzwungene Konvektion deutlich größer sind, werden Umgebungstemperaturen als kälter empfunden als sie eigentlich sind, wenn es zusätzlich windig ist.

Die Strahlung basiert auf der Abgabe von Infrarotwellen. Diese werden sowohl von den Tieren als auch von der Umgebung abgegeben. Die Sonne strahlt mit 800 W/m^2 eine enorme Energiemenge ab, aber selbst bei bewölktem Himmel ist die Wärmeaufnahme durch Strahlung meist noch immer größer als die Wärmeabgabe durch sie.

Als sogenannte „feuchte" Wärmeabgabe steht die Evaporation zur Verfügung. Da die Ausatemluft wasserdampfgesättigt ist und durch die trockene Haut ebenfalls ständig Wasser diffundiert, wird ständig Wärme durch Evaporation abgegeben. Bei schwitzenden Arten kann durch die Verdunstung von Wasser auf der Körperoberfläche sehr effektiv Wärme abgegeben werden. Das Verdunsten setzt allerdings voraus, dass eine Differenz zwischen den Wasserdampfpartialdrücken der Haut und der Luft besteht, ist jedoch unabhängig von der Temperaturdifferenz. Der Vorteil darin liegt, dass auch bei Umgebungstemperaturen, die deutlich über der Körpertemperatur liegen, Wärme abgegeben werden kann. Der Nachteil davon ist, dass an heißen Tagen, an denen noch dazu die Luft einen hohen Wasserdampfpartialdruck hat, die Wärmeabgabe auch nicht durch Evaporation gelingt. Damit kann es bereits bei leichter Belastung zur Hyperthermie kommen.

Der innere Wärmefluss, der Austausch zwischen Körperkern und Schale, funktioniert über die gleichen Mechanismen, allerdings nur über Konvektion und Konduktion. Vor allem die Konvektion spielt eine große Rolle, da sie den Blutfluss miteinbezieht, der sich je nach Gefäßweite, der Öffnung oder Schließung der arteriovenösen Anastomosen und der Gegenstromperfusion ändert.

5. Strategien zur Erhaltung der Körperkerntemperatur
5.1. Thermoisolation
Wieviel Wärme über die Körperoberfläche verloren geht, ist nicht nur abhängig davon, wie groß diese ist, sondern auch davon wie sie isoliert ist. Sowohl Fell als auch Federn sorgen dafür, dass um den Körper eine Schale aus ruhender Luft steht und vermindern so die Konvektion. Je dicker das Fell ist, desto dicker ist auch die Luftschale und umso besser ist die Isolation. Mit zunehmendem Wind wird jedoch die stehende Luftschale immer dünner, wobei auch der Winkel, in dem er auftrifft, über die Größe der Verluste entscheidet. Wenn der Wind im rechten Winkel auf das Fell trifft, sind die Wärmeverluste am größten. Außerdem kann Nässe ebenfalls die Wirksamkeit der Isolation angreifen.

Da in unseren Breiten die Temperaturen zwischen den Jahreszeiten erheblich schwanken, wechseln Säugetiere im Frühjahr und im Herbst ihr Fell. Damit passen sie sich längerfristig an die Umgebung an. Das Sommerfell ist dünner und oft auch heller als das Winterfell, wodurch auch mehr Strahlung reflektiert wird. Somit schützt es gewissermaßen auch gegen Wärmeeinstrahlung.

Federn haben gegenüber Fell den großen Vorteil, dass sie besser aufgerichtet werden können und somit die Luftschicht innerhalb kurzer Zeit dicker wird. Damit können sich Vögel flexibler an die Temperaturen anpassen, was auch nötig ist, da sie aus aerodynamischen Gründen keine großen saisonalen Unterschiede im Gefieder haben.

Ein weiterer guter Isolator ist Fett. Da es ungefähr genauso gut Wärme leitet wie Holz, leitet es die Körperkerntemperatur schlechter an die Hautoberfläche als alle anderen Gewebe. Fett erschwert jedoch auch die gewünschte Wärmeabgabe, wodurch es nur in der Kälte Vorteile bringt.

5.2. automatische Regulation

Eine Möglichkeit effektiv Wärme zu behalten oder abzugeben liegt in der Regulation der Hautdurchblutung, die auch kurzfristig gut geändert werden kann. Bei Kälte ist die Durchblutung der Haut so gering, dass ihre Temperatur sich an die Umgebungstemperatur anpasst. Vor allem in den Beinen wird auch die Durchblutung der Muskulatur bis auf die minimal erforderte Ruhedurchblutung gedrosselt. Dabei hilft die Anordnung der Venen, die sowohl oberflächlich als auch tief angeordnet sind. Bei Kälte fließt das Blut in der Tiefe, also in enger Nachbarschaft zu den Arterien zurück. Das hat den Vorteil, dass das Blut in den Venen sich über den Gegenstrom – Wärmeaustausch anwärmen kann, während das arterielle abkühlt. Somit minimiert sich die Differenz zwischen der Umgebungstemperatur und dem ankommenden Blut und es geht weniger Wärme verloren.

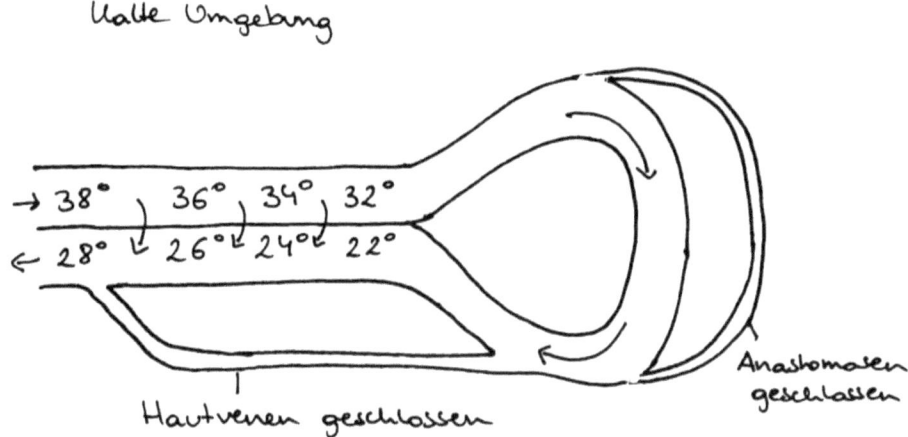

Die venöse Vasokonstriktion an den Akren wird, wenn deren Temperatur unter 10°C sinkt, im Abstand von 20 Minuten durch eine kurze Vasodilatation unterbrochen. Man bezeichnet sie als cold – induced vasodilatation oder Lewis Reaktion. Sie verhindert lokale Frostschäden und ist somit vor allem für Wildtiere essentiell.

Bei Hitze werden die Hautvenen geöffnet, wodurch das Blut Wärme an die Umgebung abgeben kann.

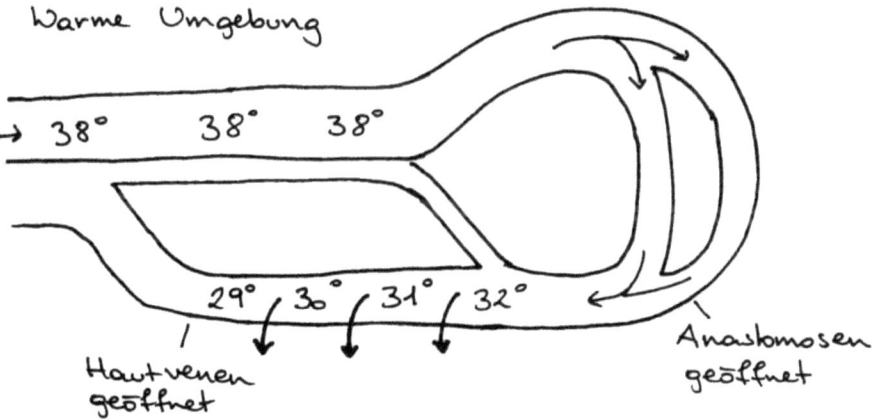

Die Akren, also Zehen, Nase und Ohren, verfügen außerdem über arteriovenöse Anastomosen, die bei Kälte geschlossen sind, jedoch bei Wärme geöffnet werden. In Folge steigt die Hautdurchblutung stark an, ihre Temperatur steigt und damit auch die Wärmeabgabe an die Umgebung.

Paarhufer haben ein spezielles System über das sie das Gehirn kühl halten. Die Arteria maxillaris bildet vor dem Gehirn das sogenannte Rete mirabile, das durch den Sinus cavernosus zieht und anschließend wieder zusammenfließt. Durch den Sinus cavernosus fließt kühles Blut aus dem Nasen – Rachen – Raum, von der Vena dorsalis nasi über die Vena angularis oculi in den Sinus, wodurch bei hohen Temperaturen ein Wärmeaustausch stattfinden kann. Bei niedrigen Temperaturen wird der Sinus umgangen indem das Blut über die Vena facialis fließt.

Welche der Venen geöffnet wird und wie weit ist von der Hirntemperatur abhängig. Dadurch wird eine kurze Hyperthermie des Körperkerns unter Umständen vom Hypothalamus übersehen und die Gegenregulation erfolgt nicht sofort.

5.3. Thermoregulatorisches Verhalten
Tiere zeigen thermoregulatorisches Verhalten in unterschiedlichster Weise, genauso wie der Mensch auch. Dazu gehören bereits so einfache Handlungen, wie die Körperoberfläche anzupassen, also bei Kälte möglichst klein zusammenzurollen und bei Hitze die Beine vom Körper abzuspreizen, um die Kontaktfläche mit der Umwelt zu vergrößern.

Tiere haben verschiedene Strategien entwickelt, um Wärmequellen zu meiden oder aufzusuchen. Die Wanderungen der Zugvögel und Wale zählen ebenso dazu wie beispielsweise Haufenbildung oder eng aneinandergedrängt stehen in der

Gruppe, Sonnenbaden, im Schatten liegen, windgeschützte Plätze aufsuchen oder Trinken von kaltem Wasser.

Durch Baden, Suhlen und Einspeicheln des Körpers ist die Körperoberfläche mit Flüssigkeit benetzt, die in der Hitze verdunstet und somit kühlt. Im Gegensatz dazu bauen Tiere Nester und dämmen ihre Höhlen oder häufen verrottendes Pflanzenmaterial an, wie das Thermometerhuhn, um sich vor Kälte zu schützen und ihre Bauten zu isolieren.

Manche Tiere haben ihre Aktivitätsphasen an ihre ursprüngliche Umwelt angepasst und sind hauptsächlich in der Dämmerung oder während der Nacht aktiv.

5.4. Wärmeproduktion

In Ruhe wird durch den Stoffwechsel einiges an Wärme frei, die in W/kg angegeben werden kann. Wieviel pro kg produziert wird nimmt mit steigendem Gewicht ab, sodass eine Maus eine vielfach höhere Ruhe – Wärmeproduktion aufweist als ein Elefant. Der Grund ist, dass die Fläche pro kg Körpermasse bei der Maus ebenfalls größer ist als die von größeren Tieren und somit ist die Abgabe an die Umwelt vergleichsweise groß.

Wenn die Umgebungstemperatur unter dem thermoneutralen Bereich eines Tieres liegt, also unter jenem Intervall, in dem das Tier keine zusätzliche Leistung aufbringen muss, um seine Körperkerntemperatur zu erhalten, muss die Wärmeproduktion erhöht werden.

Eine Möglichkeit ist das Kältezittern, unwillkürliche schnelle und kurze Kontraktionen der Muskulatur bei gleichzeitig erhöhtem Tonus. Es erzeugt so viel Wärme, dass die insgesamte Produktion auf das 5 – fache ansteigen kann, allerdings kostet sie auch dementsprechend sehr viel Energie.

Für Säugetiere mit einer Körpermasse von weniger als 10 kg, Ferkel ausgenommen, gibt es auch die Möglichkeit braunes Fettgewebe für die Wärmebildung zu verwenden. Dieses Gewebe verfügt in seinen Mitochondrien über das sogenannte Uncoupling Protein 1 (UPC1) oder Thermogenin. Bei Kälte wird dieser Ionenkanal aktiviert, unterbindet er die ATP – Synthese durch die Atmungskette und sorgt somit dafür, dass die gewonnene Energie als Wärme frei wird.

5.5. Wärmeabgabe

Wenn die Wärmeabgabe an die Umgebung erhöht werden soll, kann der Körper die Evaporation vermehren und entweder über die Haut oder über die Atemwege Wasser verdunsten lassen.

Schwitzen

Schwitzen ist ein sehr effektiver Weg Wärme abzugeben, da die Haut eine große Oberfläche für die Verdunstung darstellt. Es gibt 2 Arten von Schweißdrüsen, die ekkrinen und die apokrinen.

Ekkrine Schweißdrüsen werden sympathisch cholinerg innerviert und kommen vor allem bei Primaten an der gesamten Körperoberfläche vor. Bei Hund, Katze, Ratte und Maus findet man sie am Sohlenballen, bei Schweinen im Karpalbereich. Sie sind thermoregulatorisch sehr effizient, wobei natürlich die Verteilung entscheidend ist.

Apokrine Schweißdrüsen sind sympathisch adrenerg innerviert, bei allen Säugetieren auf der gesamten Körperoberfläche vorhanden und eigentlich „Hautpflegedrüsen". Abgesehen vom Pferd und Kamel sind sie jedoch thermoregulatorisch nicht relevant.

Während der Mensch stark hypotonen Schweiß abgibt, ist der des Pferdes leicht hyperton und proteinreich, wodurch nicht nur Wasser, sondern auch Elektrolyte und vor allem anfangs Proteine, hauptsächlich Glykoproteine, verloren gehen. Bei heißem Klima und Belastung können Pferde bis zu 15 l Schweiß pro Stunde verlieren. Das hat zur Folge, dass bei langem Schwitzen negative Effekte auf den Kreislauf entstehen.

Hecheln

Vor allem für die Arten, deren Schweißsekretion nicht nennenswert für die Thermoregulation ins Gewicht fällt, ist hecheln eine gute Möglichkeit um Wärme abzugeben. Dafür wird vermehrt Speichel sezerniert bei gleichzeitiger Erhöhung der Atemfrequenz von 30 – 40 auf 300 – 400 Atemzüge pro Minute. Dabei wird alveoläre Ventilation konstant gehalten und nur die Totraumventilation gesteigert, wodurch keine Hyperventilation entsteht. Ein großer Vorteil gegenüber der Schweißproduktion ist, dass keine Elektrolyte abgegeben werden.

5.6. Wechselwirkungen der Thermoregulation

Die Thermoregulation hat auch Wechselwirkung auf andere Systeme. Beispielsweise steigt bei Hitze die Atemfrequenz, wobei vor allem die Totraumventilation gesteigert wird. Dadurch kann durch Evaporation übermäßige Hitze abgegeben werden, jedoch kann es auch zu Hyperventilation kommen. In diesem Fall wird zu viel CO_2 abgegeben und es kommt zu einer respiratorischen Alkalose.

Der Kreislauf wird bei Hitze beeinflusst indem die Hautdurchblutung zur Wärmeabgabe verbessert wird. Das bedingt ein gesteigertes Herzminutenvolumen.

Durch starke Schweißproduktion kommt es zu Wasser – und Elektrolytverlusten, was zur Dehydratation und Muskelkrämpfen führen kann.

6. Ausnahmesituationen

6.1. Fieber

Fieber ist eine Schutzreaktion des Körpers auf Infektionen und stellt eine Verstellung des Sollwertes auf eine höhere Temperatur dar. Der Sinn dahinter ist die Vermehrung der Infektionserreger zu hemmen.

Durch die Freisetzung exogener Pyrogene, wie beispielsweise Lipopolysaccharide als Bestandteil der äußeren Membran gramnegativer Bakterien, werden Makrophagen angeregt Cytokine, endogene Pyrogene, auszuschütten. Das freigesetzte Interleukin 1 soll nicht nur die Immunantwort verstärken, sondern auch rostral im Hypothalamus, im Organum vasculosum laminae terminalis, die Bereitstellung von Prostaglandin E_2 fördern. Dieses wirkt auf andere Neurone im Hypothalamus und induziert die Sollwertverstellung. Damit liegt dieser über dem Istwert, wodurch in Folge die Hautdurchblutung vermindert und durch Kältezittern Wärme erzeugt wird.

Wenn die Körperkerntemperatur auf den neuen Sollwert angehoben ist, wird sie wie unter normalen Umständen reguliert. Wenn die Stimulation durch die Infektion vorbei ist, senkt sich der Sollwert wieder auf den normalen Wert ab und der Istwert folgt, indem er mittels vermehrter Hautdurchblutung, Hecheln und Schwitzen Wärme verliert.

6.2. Winterschlaf und Torpor

Winterschlaf wie Torpor sind Strategien, um Tiere eine lange Zeit überleben zu lassen, in der es weder ausreichend Nahrung gibt, um zu überleben, noch um in Folge des Energiemangels der Kälte widerstehen zu können.

Durch eine Senkung des Sollwerts auf ausschließlich ein Bruchteil der normalen Körperkerntemperatur werden alle Stoffwechselvorgänge derart verlangsamt, dass die Wärmeproduktion nur noch bei 1 % des Normalwertes liegt. Wenn die Körpertemperatur zu weit absinkt, wird der Schlaf unterbrochen und es wird durch das braune Fettgewebe Wärme erzeugt.

Die Energieeinsparung über den gesamten Winter liegt bei ungefähr 85%.

6.3. Hyperthermie

Hyperthermie ist im Gegensatz zum Fieber eine Erhöhung der Körpertemperatur ohne, dass der Sollwert verstellt wird. Somit versucht der Körper, die Temperatur wieder zu senken. Solange genügend Wasser zur Verfügung steht, verursachen äußere Wärmebelastungen ohne hoher körperlicher Leistung in der Regel keine gefährliche Hyperthermie. Wenn allerdings kein Wasser vorhanden ist, führen Hecheln und Schwitzen zu großen Wasserverlusten und schließlich zur Dehydratation, was die beiden Mechanismen hemmt.

Ab einer Körpertemperatur von 42 – 43°C kann ein lebensbedrohlicher Hitzschlag auftreten, bei dem die Hautdurchblutung abnimmt, anschließend kommt es zum Kreislaufkollaps mit Bewusstseinsverlust und Exitus letalis. Hunde können auch einen Anstieg auf 44°C überleben, solange dieser nur kurz ist und sie anschließend sofort gekühlt werden.

Hyperthermie wirkt sich auf den gesamten Körper aus. Die Atmung wird erhöht, wobei hierbei vor allem die Totraumventilation vermehrt stattfindet. Jedoch kann es vor allem bei höhergradiger Hyperthermie zur Hyperventilation kommen, wodurch der pH – Wert in Richtung respiratorischer Alkalose verändert wird.

$$CO_2 \downarrow + H_2O \leftarrow H_2CO_3 \leftarrow H^+ + HCO_3^-$$

Zusätzlich dazu wird durch die erhöhte Hautdurchblutung, um die Wärmeabgabe zu steigern, das Herzminutenvolumen vergrößert und starke Schweißproduktion – bei allen Tierarten, bei denen dies möglich ist – kann zu Dehydratation und Elektrolytverlusten führen.

6.4. Hypothermie

Hypothermie ist bei gesunden Tieren mit normalem Ernährungszustand äußerst selten, kann aber bei neugeborenen Lämmern und Ferkeln auftreten. Der Körper versucht der Unterkühlung mit vermehrter Wärmeproduktion entgegenzusteuern, wenn allerdings die Verluste zu groß sind, kommt es zum Unterschreiten der unteren Regelgrenze. Ab einer Körperkerntemperatur von 35°C nimmt die Wärmeproduktion ab, bei 30 – 32°C setzt die Bewusstlosigkeit, Bradykardie, Hyporeflexie und Hypotonie ein, außerdem hört das Kältezittern auf. Bei 25°C kommt es schließlich zu Kammerflimmern, Kreislaufstillstand und Atemstillstand.

Stress

Stress, auch als allgemeines Adaptationssyndrom bezeichnet, ist ein Zustand, der durch Symptome charakterisiert ist, die von einer koordinierten Aktivierung des neuroendokrinen und zum Teil des Immunsystems herrühren, als Antwort auf Reize, sogenannte Stressoren, welche die normale Regulationsfähigkeit des Körpers übersteigen. Typische Stressoren wären Bedrohungen, Nahrungsmangel, übermäßige Hitze oder Kälte, Krankheiten und sonstige Noxen. Durch die Aktivierung der Stressachse ist der Körper temporär in der Lage höheren Belastungen standzuhalten, da vermehrt Energie für die Reaktion auf die Situation bereitgestellt wird, bei langen Belastungen führen diese Mechanismen zu körperlichen Schäden bis zum Tod.

Im Prinzip kann man 2 Arten von Stress unterscheiden, je nachdem wie ein Stressor vom Organismus beurteilt wird. Auf der einen Seite gibt es Eustress, ein positiver Stress, der sich auch gut auf den Organismus auswirkt, indem er die Aufmerksamkeit und die Lernfähigkeit steigert und auch langfristig die Leistungsfähigkeit positiv beeinflusst. Distress dagegen ist die Reaktion auf negative Reize und führt zu Anspannung, Abnahme der Leistungsfähigkeit und langfristig auch zur Abnahme der Aufmerksamkeit. Daraus kann man schließen, dass für optimale Lernverhältnisse Eustress erforderlich ist, wohingegen Distress eher hindert.

Die neuroendokrine Aktivierung erfolgt durch den Sympathicus, der auch als „Fight or Flight" – System bezeichnet wird, und die Nebennieren, die als Reaktion auf die Aktivierung des Sympathicus Adrenalin und Noradrenalin aus dem Mark und durch die Stimulation des ACTH aus dem Hypophysenvorderlappen Cortisol aus der Rinde freisetzen. Cortisol gehört zu den Glucocorticoiden und stellt somit dem Körper mehr Energie zur Verfügung, gleichzeitig wirkt es immunsuppressiv, weshalb es in der Therapie für die Unterdrückung überschießender Entzündungsreaktionen verwendet wird.

Die Formatio reticularis, als eines der dem Sympathicus übergeordneten Zentren, sorgt im Stress für die vermehrte Aufmerksamkeit, auch bekannt als Arousal, erhöhten Muskeltonus und die Steigerung der Kreislauf – und metabolischen Aktivität.

1. Regelkreis

Externe oder interne Stressoren wirken auf den Cortex und das Limbische System ein, werden beurteilt und aktivieren anschließend den Hypothalamus. Dieser bewirkt über die vegetativen Zentren die Aktivierung des Sympathicus, welcher wiederum auf das Nebennierenmark Einfluss hat. Neben der Aktivierung über die Synapsen des vegetativen Systems erfolgt somit auch die über den Blutweg.

Der Hypothalamus sorgt außerdem durch das Corticotropin – releasing Hormone CRH für die Ausschüttung von ACTH (Adrenocorticotropes Hormon, Adrenocorticotropin) aus dem Hypophysenvorderlappen, welches auf die Nebennierenrinde wirkt und dort für die Ausschüttung von Cortisol sorgt. ACTH hemmt in einer negativen Feedbackschleife den Hypothalamus, genauso wie Cortisol, welches zusätzlich auch die ACTH – Sekretion hemmt, das limbische System dämpft und immunsuppressiv wirkt. Immunkompetente Zellen sind einerseits in der Lage durch Interleukine den Hypothalamus zu aktivieren, wodurch Erkrankungen ebenfalls ein Stresssignal sein können, und aktivieren direkt die Nebenniere, was einem negativen Feedback auf sich selbst entspricht.

Während Adrenalin und Noradrenalin für die kurzzeitige Stresssituation ausreichen, benötigt der Körper für chronischen Stress zusätzlich Cortisol.

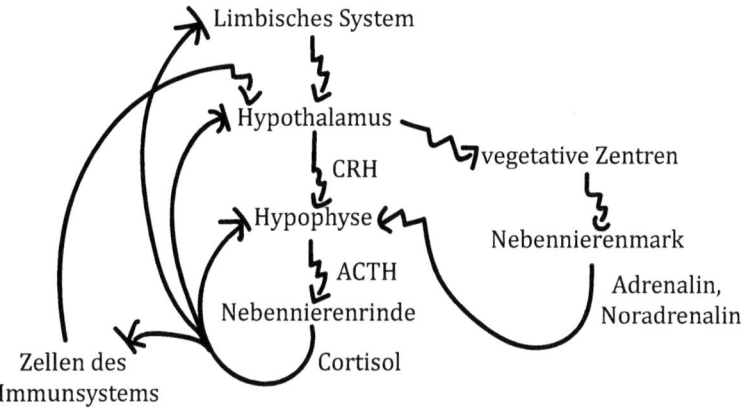

2. Sympathisch – adrenomedullärer Weg

Bei akutem Stress wird der sympathisch – adrenomedulläre Weg gewählt, wodurch der Sympathicotonus erhöht wird. Katecholamine wirken über β_2 – Rezeptoren auf die Bronchien und bewirken eine Dilatation, auf die Leber und die Skelettmuskulatur, wo sie für die Bereitstellung von Glucose durch erhöhte Glykogenolyse sorgen und auf Fettgewebe, in dem die Lipolyseaktivität steigt. Dadurch erhöhen sich die Blutkonzentrationen von Glucose, freien Fettsäuren und Laktat, damit der Körper genügend Energie zur Verfügung hat.

β_1 – Rezeptoren am Herzen wirken positiv inotrop (erhöhte Kontraktilität), chronotrop (erhöhte Herzfrequenz), bathmotrop (Reizschwelle senkend), lusitrop (schnellere Erschlaffung) und dromotrop (schnellere Erregungsleitung am AV – Knoten), α_1 – Rezeptoren an den Venen und α_1 – und β_2 – Rezeptoren an den Arteriolen sind in der Haut, dem GI – Trakts und der Niere für die stressinduzierte Vasokonstriktion verantwortlich, nur die α_1 – und β_2 – Rezeptoren der Arteriolen des Herzen und der Muskulatur sorgen für die Dilatation der entsprechenden Gefäße. All diese Effekte sorgen für die Erhöhung des Blutdrucks, die Steigerung des

Herzminutenvolumens und, in Kombination mit den dilatierten Bronchien, für einen verbesserten Sauerstofftransport zu Muskulatur, Herz und Gehirn.

3. Humoral – adrenocorticaler Weg

Bei chronischem Stress führt die stressbedingte Ausschüttung des Corticotropin – releasing Hormons (CRH) durch den Hypothalamus und die dadurch bedingte Sekretion von Adrenocorticotropen Hormon (ACTH) des Hypophysenvorderlappens dazu, dass Cortisol aus der Nebennierenrinde freigesetzt wird.

Cortisol hemmt die Glucoseverwertung und den Glucosetransport in die Zellen, wodurch sich der Glukosespiegel im Blut erhöht. In Extremfällen spricht man von Steroid – Diabetes. Außerdem trägt die Erhöhung der intestinalen Glucoseabsorption durch den Transporter SGLT1, die Erhöhung der hepatischen Gluconeogenese und Glykogensynthese ebenfalls dazu bei. Es fördert dafür die Lipolyse und wirkt auch katabol auf den Proteinstoffwechsel, wodurch Muskulatur, Knochen und lymphatisches Organe abgebaut werden. Die dadurch gewonnenen Aminosäuren werden für die Gluconeogenese verwendet, der dabei anfallende Stickstoff wird als Harnstoff über die Nieren ausgeschieden. Es werden jedoch auch Aminosäuren, aus denen die Leber normalerweise Plasmaproteine herstellen würde, für die Gluconeogenese verwendet, wodurch die Faktoren der Gerinnungskaskade nicht mehr ausreichend nachgebildet werden und somit die Blutgerinnung gehemmt wird, die Gerinnungszeiten sind also verlängert. Dazu trägt auch die Hemmung der Bildung der Arachidonsäure bei, welche die Hemmung der Phospholipase A_2 verursacht, wodurch in den Thrombocyten kein Thromboxan A_2 gebildet werden kann, ein Stoff, der für die Thrombocytenaggregation verantwortlich ist. Im Gegenzug wird jedoch auch die Bildung von Prostacyclin in den Endothelien unterdrückt. Dieses wirkt als Thrombozytenaggregationshemmer. Eigentlich müsste sich die Wirkung damit aufheben – jedoch wird die Prostacyclinsynthese nur für kurze Zeit gehemmt, die Thromboxan A_2 – Synthese dauerhaft. Dadurch überwiegt der antithrombotische Effekt.

Da auch von den anderen Plasmaproteinen weniger gebildet werden sinkt der kolloidosmotische Druck, es wird weniger Plasma in den Kapillargebieten resorbiert und deshalb entstehen Ödeme. Aufgrund dessen verringert sich auch das Plasmavolumen.

Makrophagen und T – Lymphocyten sezernieren durch ihrer Aktivierung IL – 1, IL – 2 und TNFα, was im Hypothalamus eine Stressreaktion auslöst und in Folge zur Sekretion von Cortisol führt. Dieses wirkt jedoch immunsuppressiv indem es die Freisetzung der Entzündungsmediatoren hemmt. Der Mechanismus erfolgt über die Hemmung der Phospholipase A_2, durch die Arachidonsäure synthetisiert wird. Arachidonsäure ist ein Vorläufer von Prostaglandinen und Leukotrienen. Somit wird Cortisol auch als Antiphlogistikum in der Therapie eingesetzt. Es werden vor allem die T – Helferzellen in ihrer Aktivierung und Proliferation unterdrückt, wodurch die zelluläre Immunantwort geschwächt wird. Cortisol verhindert durch seine katabole Wirkung auch die Bildung von Antikörpern, was ebenfalls zu seiner immunsuppressiven Wirkung zählt.

Im Magen erhöht Cortisol die H^+ - Sekretion, führt also zur verstärkten Ansäuerung des Mageninhalts, zusätzlich aber durch die verminderte Bildung der Phospholipase A_2 zur verminderten Schleimsekretion. Arachidonsäure wird nämlich auch in Prostaglandin E_2 umgewandelt, welches normalerweise die Säureproduktion hemmt und die Schleimproduktion anregt. Das hat den Effekt, dass die Magensäure die Magenschleimhaut angreifen kann und ulcerative Entzündungen, sogenannte Magengeschwüre, entstehen.

Der gesamte Verdauungstrakt wird bei Stress ruhiggestellt, es wird also die Motorik gehemmt, gleichzeitig werden aber die Sphincteren kontrahiert. Bei langanhaltendem, vor allem großem Stress kann der GI – Trakt vollständig atonisch werden. Dann spricht man von einem paralytischen Ileus, einem Darmverschluss, der durch fehlende Motorik hervorgerufen ist.

Im ZNS bewirkt Cortisol eine erhöhte Wahrnehmungsfähigkeit für Sinneswahrnehmungen, aktiviert das limbische System, fördert Lernprozesse und den Sympathicus.

Im Nebennierenmark fördert Cortisol die Wirkung des Sympathicus indem es zum einen die Katecholaminrezeptoren sensibilisiert und zum anderen auch direkt parakrin die Bildung von Katecholaminen fördert.

Auf den Kreislauf wirkt Cortisol durch die Sensibilisierung der Katecholaminrezeptoren und ist somit positiv chronotrop und positiv inotrop. Ein weiterer Effekt ist, dass die durch Katecholamine ansprechbaren Blutgefäße darauf vorbereitet werden auch unter länger anhaltenden Belastungen zu funktionieren. Auf die Kapillaren hat Cortisol protektive Wirkung.

Cortisol wirkt zusätzlich schwach mineralocorticoid, was bedeutet, dass die Rückresorption von Natrium und Chlorid im proximalen Tubulus gesteigert wird, ebenso wie die Ausscheidung von Kalium, Wasserstoff und Ammonium. Dadurch kann das Plasmavolumen erhöht werden. Andererseits hemmt Cortisol die Wasserdurchlässigkeit des distalen Tubulus und steigert die glomeruläre Filtrationsrate.

Die Folgen der Cortisolausschüttung kann man zusammenfassen als Hyperglykämie, Hypertension, Immunsuppression, verlängerte Wundheilungszeiten und erhöhtes Magenulcusrisiko.

Bei massivem Stress tritt ein Zustand ein, der als „stressinduzierte Analgesie" bezeichnet wird. Dieses Phänomen ist biologisch sehr sinnvoll, da bei großer Gefahr auch bei Verletzungen die Möglichkeit erhalten bleibt weiterhin zu handeln. Dabei werden Endorphine ausgeschüttet, welche die Schmerzwahrnehmung auf supraspinaler und spinaler Ebene dämpfen.

Bei chronischem Stress, der beispielsweise auch durch das Haltungssystem, die Tierdichte, dominante Artgenossen, Futterumstellungen, Schadgas – oder Temperaturbelastungen aber auch Transporte auftreten kann, sinkt die Mastleistung und die Wachstumslage genauso wie die Milch – oder Legeleistung aufgrund der katabolen Stoffwechsellage. Diese ist, gemeinsam mit der Hemmung der GnRH – Sekretion, auch verantwortlich für die schlechtere Fruchtbarkeit. Durch die Immunsuppression steigen Morbidität und damit verbunden natürlich auch die Mortalität an. Durch die Verluste sollte Stress auch im Nutztierbereich möglichst vermieden werden.

4. Lazarus – Kognitives Stressmodell

Das Lazarus – Kognitive Stressmodell geht davon aus, dass nicht die objektive, sondern die subjektive Bewertung eines Stressors für die Auslösung und das Ausmaß einer Stressreaktion verantwortlich ist. Das bedeutet, dass jeder unterschiedlich mit Stressoren umgeht, je nachdem inwiefern er diese als Bedrohung wahrnimmt. In der Stressbewertung gibt es unterschiedliche Stufen.

4.1 Bewertung

1. Primary Appraisal – primäre Bewertung

Bei der ersten Bewertung wird ein Stressor entweder als positiv, irrelevant oder gefährlich eingestuft. Wenn letzteres der Fall ist, kann die Situation entweder als Herausforderung, Bedrohung oder Schädigung bzw. Verlust gesehen werden.

2. Secondary Appraisal – sekundäre Bewertung

Die sekundäre Bewertung ist dafür da, abzuschätzen ob die Situation bewältigt werden kann. Wenn dies nicht der Fall ist, kommt es zur Stressreaktion und es wird eine Bewältigungsstrategie entwickelt, die als Coping bezeichnet wird. Wie ein Organismus mit der Situation umgeht hängt ganz von seinem Wesen ab. Mögliche Strategien wären Kampf, Flucht, der Versuch die Situation zu verändern oder sie auch zu verleugnen.

Während des gesamten Lebens lernen höhere Lebewesen über Erfolg und Misserfolg ihrer Strategien, sodass sich die Reaktion auf einen Stressor im Laufe der Zeit ändern kann.

3. Reappraisal – Neubewertung

Durch die Neubewertung wird eine Bewältigungsstrategie beurteilt. Je nachdem ob sie erfolgreich war oder nicht, kann eine Bedrohung zur Herausforderung werden oder sich eine Herausforderung als Bedrohung entpuppen, wenn keine erfolgreiche Strategie zur Verfügung steht.

Nach jedem Coping wird ein Reappraisal durchgeführt, was im Prinzip nichts anderes ist als eine Feedbackschleife. Kann eine Strategie die Stresssituation entschärfen, kommt positives Feedback zurück und die Strategie wird fortgesetzt.

Wirkt sie dagegen nicht, kommt negatives Feedback zurück und eine neue Strategie wird ausprobiert.

4.2 Stressbewältigung

Für die Stressbewältigung haben sich mehrere Strategien entwickelt.

1. Problemorientiertes Coping

Das problemorientierte Coping beschreibt Strategien, welche vor allem damit beschäftigt sind durch die Suche nach Informationen über den Stressor, um dann durch gezieltes Handeln oder auch gezieltes Unterlassen von Handlungen den Stressor selbst auszuschalten oder sich an ihn anzupassen.

2. Emotionsorientiertes Coping

Beim emotionsorientierten Coping wird nicht versucht den Stressor loszuwerden, sondern die emotionale Erregung herunterzufahren. Deshalb wird es auch als „intrapsychisches Coping" bezeichnet.

3. Bewertungsorientiertes Coping

Das bewertungsorientierte Coping zielt darauf ab, dass alleine die Neubewertung der Stresssituation zu einer Besserung beitragen kann, wenn sich die Sichtweise ändert. Wenn eine Bedrohung als Herausforderung gesehen werden kann, ist die Möglichkeit diese zu bewältigen größer, solange Lösungsstrategien dafür gefunden werden können.

Endokrinologie

Hormone kann man einteilen einerseits in autokrine Stoffe, welche auf die produzierende Zelle selbst einwirken, parakrine Stoffe, welche die Nachbarzellen beeinflussen und endokrine Stoffe, welche über das Blutgefäßsystem im Körper verteilt werden und so zu Zellen in anderen Teilen des Körpers gelangen.

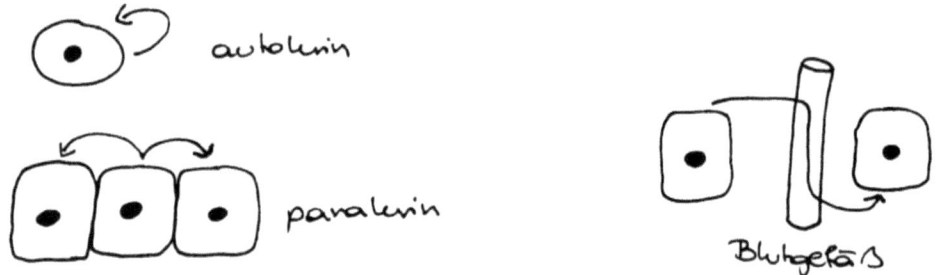

Nach chemischen Eigenschaften kann man lipophile Hormone, welche durch die Zellmembran diffundieren, dort im Cytosol an den Rezeptor binden und mit diesem gemeinsam im Zellkern die Genexpression beeinflussen, von hydrophilen Hormonen unterscheiden, welche ihre Rezeptoren auf der Zellmembran haben und das Signal durch Second Messenger an die Zelle weitergeben. Es gibt jedoch auch lipophile Hormone, welche ebenfalls an Rezeptoren an der Membran binden, beispielsweise Prostaglandine.

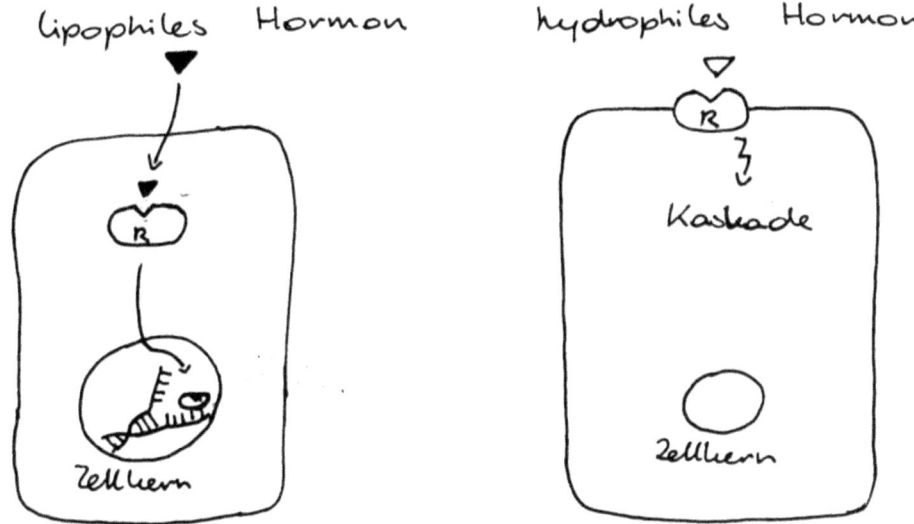

Die Rezeptoren in und an einer Zelle sind jedoch nicht in festgelegter Anzahl vorhanden, sondern können vermehrt exprimiert, upreguliert, oder „in die Zelle eingefahren", downreguliert, werden. Wenn Rezeptoren ständig aktiviert werden, regulieren Zellen ihre Rezeptoren hinunter, ist jedoch ein Ligandenmangel vorhanden kommt es zur Upregulation.

1. Steroidhormonrezeptor

Die wichtigsten lipophilen Hormone, die an Rezeptoren im Cytoplasma binden, sind Steroidhormone, Thyroxin, Vitamin – D_3 – Hormon und Retinsäure.

Ihre Rezeptoren sind einfache Polypeptidketten, welche untereinander starke Homologie aufweisen. Die Rezeptoren haben jedoch unterschiedliche DNA – Domänen, sogenannte Zinkfinger, die nach Bindung des Hormons an die hormone responsive elements, auch Enhancer, im Genpromotor der DNA, die Transkription anregen können. Genpromotoren sind Sequenzen in der DNA, von wo aus ein Gen transkribiert wird, indem RNA – Polymerasen hier binden können. Enhancer sind wiederum Sequenzen in Genpromotoren, welche die Bindung der RNA - Polymerase positiv beeinflussen.

Für die Beeinflussung der Genexpression werden jedoch zusätzliche Cofaktoren benötigt. Die Stelle, an der die RNA Polymerase mit der Transkription anfängt ist die sogenannte TATA Box, ein DNA Abschnitt, der durch eine wiederholte Abfolge von Thymin und Adenin gekennzeichnet ist und ebenfalls im Promotor liegt. Damit die RNA Polymerase an diese Sequenz binden kann, benötigt sie das TATA – binding protein (TBP), welches an die TATA Box andockt und mit TBP – assoziierten Proteinen auch eine Bindungsstelle für die Polymerase bietet. Durch verschiedene Cofaktoren in den Geweben ist es möglich, dass ein Hormon in unterschiedlichen Zellen auch unterschiedliche Wirkungen hat. Cofaktoren können beispielsweise nicht nur die Genexpression verstärken, sie können sie auch inhibieren.

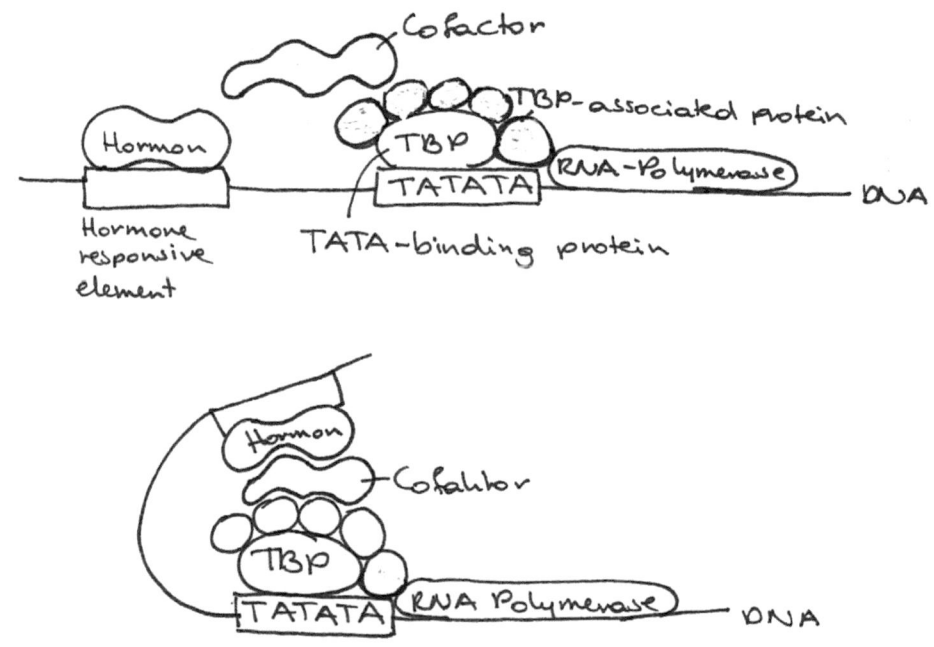

2. Rezeptoren an der Zelloberfläche

Zu den hydrophilen Hormonen zählen Polypeptide wie Glukagon, FSH, LH oder Corticotropin und kleine Moleküle wie Adrenalin.

Es gibt verschiedene Arten von Rezeptoren die wesentlichen Klassen sind Rezeptor – Kinasen, rezeptorassoziierte Kinasen, ligandengesteuerte Ionenkanäle und G – Protein gekoppelte Rezeptoren, wobei letzteren die häufigsten Rezeptoren sind.

Die Rezeptor – Kinasen können Proteine aktivieren oder inaktivieren, da sie intrazellulär eine Domäne mit Tyrosin – oder Serinkinaseaktivität besitzen und so Phosphor auf bestimmte Zielproteine wie Enzyme, Membranproteine oder Transkriptionsfaktoren übertragen. Zu dieser Gruppe gehören beispielsweise die Rezeptoren von Insulin, Insulin – like growth factor I (IGF – I) und Wachstumsfaktoren.

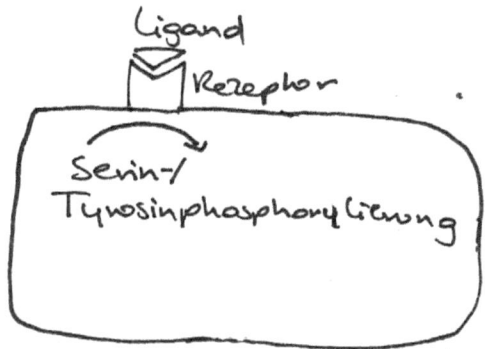

Die rezeptorassoziierten Kinasen haben Kontakt zu Tyrosinkinasen, die sie durch die Bindung von Liganden aktivieren können, wodurch wiederum spezifische Proteine in der Zelle phosphoryliert werden. Beispielsweise docken Wachstumshormone, Prolactin, Leptin und Cytokine wie Interleukine und Interferone an solche Rezeptoren an.

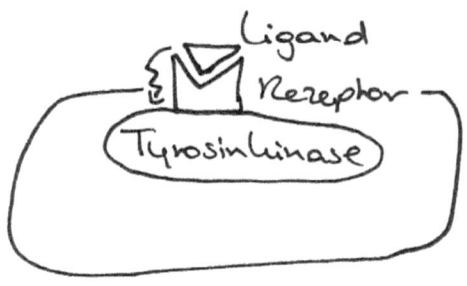

Ionenkanäle öffnen oder schließen durch die Bindung von Liganden, wodurch Ionenströme reguliert werden können. Da Ionen sehr schnell strömen können, kann sich auch durch die Modulation eines Kanals sehr schnell etwas in der Zelle ändern, wie beispielsweise das Membranpotential oder die Enzymaktivität, vor allem wenn es um Calcium geht. Neurotransmitter verwenden diese Art von Rezeptoren, genauso wie Acetylcholin, wenn es an nicotinerge Rezeptoren andockt.

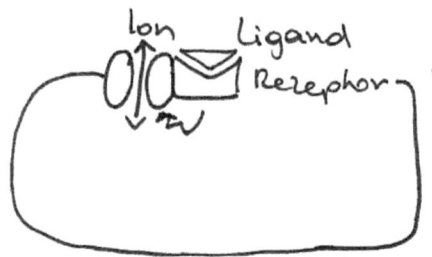

G – Protein – gekoppelte Rezeptoren binden intrazellulär GDP oder GTP, welche nach Hormonbindung aktiviert werden, in der Zelle verschiedene Second messenger aktivieren und somit unterschiedliche Signalkaskaden auslösen können. Je nachdem ob sie in der Zelle aktivierende oder hemmende Prozesse starten spricht man von stimulierenden G – Proteinen G_s oder inhibitorischen G – Proteinen G_i. Die genaue Funktionsweise ist im Skript „Zellphysiologie" beschrieben. Peptidhormone, Prostaglandine und Katecholamine, die an β - adrenerge Rezeptoren binden verwenden cAMP als Second messenger. ADH, Prostaglandine, Peptidhormone und Katecholamine, die an $α_1$ – adrenerge Rezeptoren binden lösen die Konzentrationssteigerung von IP$_3$, DAG und Calcium aus. Den cGMP – Weg gehen ANP und Stickstoffmonoxid.

3. Hormonsekretion

Da Hormone sehr starke Wirkungen haben, unterliegt ihre Sekretion einer feinen Abstimmung durch unterschiedliche Feedbackmechanismen. Dabei können einfache Rückkoppelungen vorkommen, wie beispielsweise, dass eine gewisse Konzentration des Hormons im Blut die eigene Ausschüttung hemmt, oder komplexere Mechanismen, wie die Hypothalamus – Hypophysen – Ovar – Achse in der jede Stufe der Hierarchie die anderen beeinflusst.

In den meisten Fällen handelt es sich um negative Feedbackmechanismen, selten stimuliert ein Hormon die Ausschüttung eines anderen.

Viele endogene Hormonsekretionen werden durch exogene Signale, wie die Tageslänge oder die Tageszeit, beeinflusst. Beispielsweise wird die Brunst meist auf die Jahreszeit abgestimmt, indem der Körper durch die Länge der hell – dunkel – Phasen feststellt ob Winter oder Sommer ist. Andererseits gibt es auch Hormone, die nur oder verstärkt zu einer bestimmten Tageszeit sezerniert werden, wie beispielsweise Melatonin.

4. Spezielle Endokrinologie

4.1. Hypothalamus – Hypophyse

Einerseits produziert der Hypothalamus Hormone, welche im Hypophysenhinterlappen gespeichert werden, andererseits produziert er stimulierende oder inhibierende Hormone, welche die Ausschüttung der gespeicherten und der im Hypophysenvorderlappen gebildeten Hormone steuert.

Der Hypophysenhinterlappen ist mit dem Hypothalamus durch den Hypophysenstiel verbunden, einem Bündel aus marklosen Nervenfasern und Gliazellen, durch den Oxytocin und Vasopressin in den HHL gelangen, um dort gespeichert zu werden.

1. Hypothalamus

Der Hypothalamus bildet Gonadoliberin (GnRH, Gonadotropin Releasing Hormone), was die Ausschüttung der gonadotropen Hormone FSH und LH bewirkt, Thyreoliberin (TRH), stimuliert die Freisetzung von TSH, Corticoliberin (CRH), ein Releasing Hormone für ACTH, MSH und β - Endorphin, Somatoliberin (GRH), für die Sekretion des Somatotropen Hormons, Somatostatin (GIH), gegen seine Sekretion, und Prolactoliberin (PRH) und Prolactostatin (PIH) für bzw. gegen die Ausschüttung von Prolactin.

2. Hypophysenvorderlappen

Der Hypophysenvorderlappen produziert Hormone, die entweder auf den gesamten Körper, wie die Endorphine, oder auf ein bestimmtes Organ wirken. Im zweiten Fall sind sie nach dem Zielorgan benannt und heißen daher dementsprechend zB Thyreotropes Hormon, Corticotropes Hormon, etc.

Die Regulation der Ausschüttung erfolgt über Releasing Hormones oder Inhibiting Hormones aus dem Hypothalamus, allerdings auch durch Feedbackmechanismen der untergeordneten Drüsen.

Hypothalamus > HVL Wirkung

GnRH > FSH (Follikelstimulierendes Hormon, Follitropin): stimuliert bei weiblichen Tieren das Wachstum von Follikel und damit die Östrogenproduktion; fördert bei männlichen Tieren die Spermatogenese

GnRH > LH (Luteinisierendes Hormon, Lutropin): löst bei weiblichen Tieren die Ovulation aus und stimuliert anschließend die Progesteronsekretion; stimuliert beim männlichen Tier die Androgensekretion des Hodens

TRH > TSH (Thyreoidea – stimulierendes Hormon, Thyreotropin): stimuliert die Synthese und Sekretion von Schilddrüsenhormonen

PRH/PIH > PRL (Prolactin): fördert die Mammo – und Lactogenese, ist bei Nagern und Hunden bei der Erhaltung des Gelbkörpers und dessen Progesteronsekretion beteiligt

GRH/GIH > STH (Somatotropes Hormon, Wachstumshormon, Somatotropin): fördert das Längenwachstum der Knochen

3. Hypophysenhinterlappen

Die im Hypophysenhinterlappen gespeicherten Hormone sind Vasopressin (ADH, Antidiuretisches Hormon, Adiuretin) und Oxytocin.

ADH bewirkt eine vermehrte Rückresorption von Wasser in der Niere, wenn es fehlt spricht man von zentralem Diabetes insipidus, wenn es Probleme mit seinem Rezeptor gibt von renalem. Bei sehr hohen Konzentrationen bewirkt es auch eine Vasokonstriktion der Arteriolen, wodurch es auch den Namen Vasopressin hat.

Oxytocin bewirkt die Kontraktion der Myoepithelzellen der Milchdrüse, wodurch es zur Milchejektion kommt. Stimuliert wird die Ausschüttung durch Aktivierung von Mechanorezeptoren an der Milchdrüse. Außerdem bewirkt Oxytocin auch die Auslösung von Presswehen und Kontraktion der Uterusmuskulatur während der Geburt.

4. Hypophysenmittellappen
Im Hypophysenmittellappen wird das Melanocytenstimulierende Hormon (MSH, Melanotropin) synthetisiert, wodurch die Melaninsynthese stimuliert wird, der Energieverbrauch hochgefahren und die Nahrungsaufnahme angeregt wird.

5. Epiphyse
Die Epiphyse produziert Melatonin, welches lichtabhängig sezerniert wird. Die Information darüber wird über das Auge vermittelt. Melatonin hat bei unterschiedlichen Spezies unterschiedliche Wirkung. Beim Pferd als long – day – breeder führt verminderte Lichteinwirkung, also kürzere Tagesdauer, zur Hemmung der Ausschüttung gonadotroper Hormone. Bei short – day – breeder wie dem Schaf führt es zum Gegenteil.

4.2. Schilddrüse
Die Schilddrüsenhormone T_4 und T_3 (Triiodthyronin und Tetraiodthyronin) wirken generell stimulierend auf die Proteinsynthese, da das Wachstumshormon erst ab einer gewissen Konzentration von Schilddrüsenhormonen im Blut wirkt, sie steigern den Grundumsatz, regen die Resorption von Kohlenhydraten im Darm an und die Glykogenolyse in Muskel und Leber. Des Weiteren wird dadurch Depotfett

mobilisiert, die Atem – und Herzfrequenz erhöht und die Diurese stimuliert. Dadurch regeln die Schilddrüsenhormone den Grundumsatz des Körpers.

Reguliert wird die Ausschüttung von Schilddrüsenhormonen durch TRH vom Hypothalamus, das in der Hypophyse eine vermehrte Ausschüttung von TSH bewirkt. Die TRH – Sekretion wird durch negative Feedbackmechanismen reguliert, also senkt eine höhere Konzentration von Schilddrüsenhormonen im Blut die Freisetzung von TRH.

4.3. Nebenschilddrüse

Die Nebenschilddrüse produziert das Parathormon (Parathyrin, PTH), welches zusammen mit Calcitriol und Calcitonin den Calciumstoffwechsel reguliert. Stimuliert wird die Ausschüttung durch ein Absinken der Ca^{2+} - Konzentration im Blut. PTH verstärkt die Calciumresorption im Dünndarm und im distalen Nierentubulus sowie die Freisetzung aus dem Knochen.

Die Ca^{2+} - Resorption wird durch Umwandlung von Calcidiol in Calcitriol in der Niere vermittelt, was zur vermehrten Synthese von Calbindin im Darm und zur gesteigerten Resorption in den Nieren führt. Die Freisetzung aus dem Knochen erfolgt durch die Aktivierung von Osteoklasten.

4.4. C – Zellen der Schilddrüse

Die C – Zellen der Schilddrüse produzieren Calcitonin, was den Calciumspiegel im Blut senkt, einerseits durch Hemmung der Osteoklasten und dem somit verminderten Knochenabbau und andererseits durch die Hemmung der Ca^{2+} - und Phosphat – Resorption in den Nieren.

4.5. Pankreas

Die Langerhans'schen Inseln bestehen aus A -, B -, D – und PP – Zellen. A – Zellen produzieren Glukagon, B – Zellen Insulin, D – Zellen Somatostatin und PP – Zellen Pankreaspolypeptid.

Insulin reguliert den Kohlenhydratstoffwechsel und sorgt dafür, dass sowohl die Glucosekonzentration im Blut nicht zu stark ansteigt als auch die Lipolyse und die Glykogenolyse gehemmt werden.

Glukagon fördert die Glykogenolyse, die Gluconeogenese und die Lipolyse, ist also der Gegenspieler von Insulin.

Da das ZNS energetisch vor allem von Glucose abhängig ist und nur geringe Mengen davon speichern kann, ist es von einem stabilen Blutglucosespiegel abhängig. Insulin sorgt für eine Senkung des Spiegels durch die Anlegung von Glykogenreserven, während unter Glukagoneinfluss die Reserven wieder ins Blut abgegeben werden. Wenn die Reserven aufgebraucht sind, gibt die Nebennierenrinde Glucocorticoide ab, welche die Gluconeogenese aus Aminosäuren fördert. Hohe Glukagonkonzentrationen bei gleichzeitig niedrigem Insulingehalt aktiviert auch die Lipolyse, um aus den anfallenden Glycerinmolekülen wieder Glucose herzustellen. Bei langen Hungerzuständen steigt auch die Blutkonzentration von Wachstumshormon, wodurch vermehrt Fett neben der Muskulatur abgebaut wird. Ein schneller Konzentrationsanstieg der Glucose im Blut wird durch Adrenalinausschüttung bewirkt, wodurch bei erhöhtem Sympathicotonus genügend Energie für eine Flucht oder einen Kampf zur Verfügung steht.

Beim Wiederkäuer sind kurzkettige Fettsäuren für die Energieversorgung besonders wichtig, weil Glucose nur in sehr geringen Mengen ins Blut gelangt, da Kohlenhydrate größtenteils im Vormagen durch Bakterien abgebaut werden. Daher wird die Freisetzung von Insulin auch durch niedrige Konzentration der kurzkettigen Fettsäuren im Blut ausgelöst.

Somatostatin ist der Gegenspieler von Somatotropin und hemmt quasi als „Universalbremse" die Ausschüttung von Somatotropin, Gastrin, Cholecystokinin, Sekretin, Motilin, VIP, GIP, GLP, Insulin, Glukagon, TSH und Cortisol.

Pankreaspolypeptid hemmt die Sekretionstätigkeit des Pankreas, die Motilität des Darms und den Gallenfluss.

4.6. Nebennierenmark

Im Nebennierenmark werden die Catecholamine Adrenalin und Noradrenalin aus Tyrosin hergestellt und in Granula gespeichert. Die Produktion wird nerval reguliert und sie wirken über α - und β - Rezeptoren, wobei Noradrenalin eine höhere Affinität für α - Rezeptoren und Adrenalin für β - Rezeptoren hat.

Catecholamine wirken generell kreislaufanregend und werden bei erhöhtem Sympathicotonus ins Blut ausgeschüttet. Dadurch verteilen sie sich im Körper und wirken je nach Second Messenger anregend oder inhibierend auf ein Organ.

4.7. Nebennierenrinde

Die Nebennierenrinde produziert Corticoide (Corticosteroide), die sich in Glucocorticoide und Mineralocorticoide einteilen lassen.

Zu den Glucocorticoiden zählen Cortisol und Corticosteron. Diese werden bei Belastung vermehrt gebildet und regulieren den Metabolismus von Kohlenhydraten, Fetten und Proteinen. Sie wirken proteinkatabol, es werden also vermehrt Aminosäuren abgebaut und für die Gluconeogenese verwendet. Dadurch steigt der Glucosegehalt im Blut. In der Leber wird die Gluconeogenese gefördert, die Fettsäuresynthese dagegen gehemmt. Durch die proteinkatabole Wirkung wird außerdem die Synthese von Entzündungsmediatoren und anderen Proteinen, die für das Immunsystem wichtig sind, gehemmt, wodurch Glucocorticoide entzündungshemmend und immunsuppressiv sind.

Bei den Mineralocorticoiden ist vor allem Aldosteron wichtig. Es aktiviert Na^+ - Kanäle und fördert darüber hinaus auch ihren Einbau in den distalen Tubulus der Niere und im distalen Colon. Dadurch wird die Na^+ - Resorption gefördert.

4.8. Gewebshormone

Gewebshormone werden in Organen produziert, deren Hauptaufgabe nicht die Produktion von Hormonen ist.

1. Gastrointestinale Hormone

Die Ausschüttung wird durch die Futterbestandteile stimuliert und steuert die Verdauung der Nahrung. Die Zellen, die diese Gruppe von Hormonen bilden, sind zwar darauf spezialisiert, allerdings bilden sie kein spezifisches Organ.

Gastrin

Gastrin wird in den G – Zellen des Magens gebildet und fördert die HCl – Ausschüttung. Gehemmt wird die Gastrinsekretion von zu niedrigem pH – Wert im Magen.

Cholecystokinin

CCK wird in der Duodenalschleimhaut gebildet und stimuliert die Sekretion von Amylase, Lipase und Trypsinogen aus dem Pankreas und die Kontraktion der Gallenblase.

Sekretin

Sekretin wird in der Duodenalschleimhaut gebildet und stimuliert die Sekretion von Bicarbonat aus dem Pankreas, dagegen hemmt es die Sekretion von Gastrin.

Gastric Inhibitory Polypeptide (GIP)

GIP wird in der Duodenal – und Jejunumschleimhaut synthetisiert und hemmt die Motorik des oberen GI – Trakts. Die Ausschüttung erfolgt durch Stimulation aufgrund der Resorption von Aminosäuren und Glucose.

Vasoaktives Intestinales Polypeptid (VIP)

VIP ist ein hemmender Transmitter der Muskel – Motoneurone und aktiviert Sekreto – Motoneurone.

Glukagon – like Peptide (GLP I, GLP II)

GLP wird im Darm bei Nahrungsaufnahme sezerniert und hemmt die Magen – und Darmmotorik. Außerdem hat es ähnliche Wirkung wie Glukagon.

2. Renin

Renin wird in der Niere im juxtaglomerulären Apparat gebildet und bei sinkendem Blutdruck ausgeschüttet. Streng genommen ist es ein Enzym und wandelt Angiotensinogen zu Angiotensin I um. Angiotensin I wird dann durch das sowohl im Blut als auch in der Lunge befindliche ACE (Angiotensin Converting Enzyme) in Angiotensin II umgewandelt, welches ein starker Vasokonstriktor ist und die Aldosteronsynthese anregt.

3. Erythropoetin

EPO stammt ebenfalls aus der Niere und fördert die Differenzierung der Stammzellen im Knochenmark zu Erythroblasten. Ausgelöst wird seine Sekretion vor allem durch verminderten Sauerstoffpartialdruck im Blut und damit Mangelversorgung der Gewebe.

4. Calcitriol (1,25 – Dihydroxycholecalciferol)

Calcitriol wird in der Niere aus Calcidiol, welches aus der Leber stammt, gebildet und wird auch als Vitamin D bezeichnet, obwohl es kein Vitamin, sondern ein Hormon ist. Es stimuliert die Ca^{2+} - Resorption im Darm und in der Niere.

5. Thymus

Der Thymus ist beim juvenilen Tier noch voll ausgebildet und atrophiert dann mit zunehmendem Alter immer weiter. Er ist anfänglich für die Funktionsfähigkeit des Immunsystems wichtig und produziert Thymosine, Thymopoetin und den Serumthymusfaktor. Thymosine stimulieren die Proliferation von Lymphocyten.

6. Atriales Natriuretisches Peptid

Im Atrium wird Atriales Natriuretisches Peptid (ANP, Atriopeptin) produziert, welches ein Gegenspieler des RAAS ist und dadurch die Resorption von Na^+ hemmt, wodurch die Diurese verstärkt wird. Außerdem hat es relaxierende Wirkung auf die Gefäßmuskulatur und bewirkt dadurch eine Vasodilatation.

Die Ausschüttung von ANP wird durch verstärkte Vorkammerdehnung hervorgerufen, also durch verstärkte intravasale Füllung.

7. Insulin – like Growth Factors

Das von der Hypophyse produzierte STH bewirkt, dass in der Leber die Insulin – like Growth Factors (IGF) I und II gebildet und sezerniert werden. IGF I und IGF II sind mitogen, bewirken also Zellteilungen und somit das Wachstum eines Organismus, wobei IGF II vor allem in Feten in großen Konzentrationen vorkommt.

8. Leptin

Im Fettgewebe wird das Hormon Leptin produziert, welches die Blut – Hirn – Schranke passieren kann und somit im Hypothalamus für ein Sättigungsgefühl sorgt. Es hemmt die Produktion von appetitstimulierenden und fördert die von appetitzügelnden Neuropeptiden. Es wird vor allem ausgeschüttet solange die Adipocyten voll sind, daher sinkt seine Plasmakonzentration, wenn diese angegriffen werden. Es hilft somit die Körpermasse zu regulieren und Energiedepots für Hungerperioden aufzubauen.

9. Placentahormone

Bezüglich der Hormonproduktion bestehen große tierartliche Unterschiede.

Gestagene

Progesteron und andere Gestagene werden von der Placenta der meisten Tiere gebildet, allerdings ist das Ovar der primäre und damit für die Aufrechterhaltung der Gravidität wichtigere Produzent. Beim Schaf kann die Gravidität allerdings auch ohne Gelbkörper erhalten bleiben.

Hohe Gestagenkonzentrationen im Gewebe blockieren den Oxytocinrezeptor wodurch Wehen verhindert werden können.

Östrogene

Die Östrogenkonzentrationen schwanken im Verlauf der Gravidität und zwischen den verschiedenen Tierarten zum Teil beträchtlich.

Beim Wiederkäuer steigt mit dem Andauern der Trächtigkeit auch der Östronsulfatgehalt im Blut, das Maximum wird präpartal erreicht. Im Fetus finden sich dafür hohe Konzentrationen von Östradiol - 17α, einem nur schwach wirksamen Östrogen, welches vermutlich den Fetus vor der Östrogenwirkung schützt.

Beim Schwein finden sich beim Östrogengehalt 2 Maxima, eines während dem 25. – 30. Tag der Trächtigkeit, das zweite präpartal.

Bei Equiden steigt die Östrogenkonzentration ab dem 35. – 40. Tag durch die Produktion des Ovars an, ab dem 70. Tag noch einmal durch die Placenta. Im 5./6. Trächtigkeitsmonat wird das Maximum erreicht, das vor allem durch das vom Fetus gebildete konjugierte Östron gebildet wird. Erst im letzten Drittel der Trächtigkeit findet man die Östrogene Equilin und Equilenin.

Bei Hunden gibt es keine spezifische Östrogenproduktion in der Placenta, sondern nur im Ovar.

Equines Choriongonadotropin (eCG, früher: pregnant mare serum gonadotropin – PMSG)

Das Hormon eCG wird ab dem 35. – 40. Tag der Trächtigkeit von dem fetalen Teil der Placenta gebildet, den sogenannten endometrial cups, hat bei Stuten LH - Wirkung und löst somit die Bildung sekundärer Gelbkörper zur Trächtigkeitserhaltung aus. Es kann zur Trächtigkeitsdiagnostik herangezogen werden, birgt allerdings auch ein gewisses Risiko, wenn man sich ausschließlich darauf verlässt, denn wenn die Frucht abstirbt nachdem die Sekretion angefangen hat, bleibt sie wie bei einer normalen Trächtigkeit auch bis zum 120. Tag erhalten. Bei allen anderen Tieren hat eCG FSH – Wirkung und kann so in der Zyklusmanipulation verwendet werden um Superovulationen auszulösen.

Placentäre Lactogene

Placentäre Lactogene sind speziesspezifisch und ähnelt in ihrer Wirkung Prolactin und STH. Sie regulieren das Wachstum und die Differenzierung der Milchdrüse.

Relaxin

Relaxin wird nicht bei allen Tierarten gebildet und lockert die Beckensymphyse auf indem es den Wassereinbau in kollagene Fasern fördert.

Eicosanoide

Von der Placenta werden die Prostaglandine PGE_2 und $PGF_{2\alpha}$ vor allem in der letzten Phase der Trächtigkeit gebildet und spielen eine wesentliche Rolle für das Einleiten der Geburt.

4.9. Mediatorstoffe

Serotonin

Serotonin findet man im ZNS, in der Milz, in der Lunge und im GI – Trakt. Im ZNS reguliert es Aufmerksamkeit, Schlaf und Stimmungslage, die Nahrungsaufnahme und sensorische Transmissionen. Außerhalb des ZNS wirkt es vasokonstriktorisch, wirkt fördernd auf die Darmmotilität und reguliert den Tonus der Bronchialmuskulatur.

Histamin

Histamin wird in Mastzellen gespeichert, die Ausschüttung bewirkt eine Kontraktion der glatten Muskulatur im Respirationstrakt, Magen – Darm – Trakt und im Uterus, hingegen in den Gefäßen hat es relaxierende Wirkung. Die Vasodilatation führt zur Blutdrucksenkung und zur Rötung der betroffenen Areale. Des Weiteren steigert Histamin die Permeabilität der Kapillaren, wodurch vermehrt filtriert wird und auch größere Bestandteile des Blutes ins Gewebe übertreten können, folglich kommt es zur Ödembildung.

Histamin wird daher bei Verletzungen des Gewebes aus seinen Speichern freigesetzt und ist ein wichtiger Mediator bei Entzündungsprozessen.

Plasmakinine

Zu den Plasmakininen gehören Bradykinin, Kallidin und Methylkallidin. Ihre Wirkung entspricht der von Histamin, inaktiviert werden sie von ACE (Angiotensin Converting Enzyme), wodurch die Behandlung mit ACE – Hemmern immer auch zur Folge hat, dass diese Proteine verstärkt vorkommen.

Bradykinin kann an Rezeptoren am Endothel binden und führt zur Vasodilatation und dazu, dass die Gefäße durchlässiger werden. Dadurch kommt es zur Bildung von Ödemen.

Kallidin und Methylkallidin wirken ebenfalls vasodilatorisch und führen zu Permeabilitätssteigerung in den Kapillaren.

Eicosanoide

Eicosanoide werden aus den Fettsäuren Arachidonsäure und Eicosapentaensäure hergestellt und untergliedern sich in Prostaglandine, Prostacyclin, Thromboxane darauf verlässt, denn wenn die Frucht abstirbt nachdem die Sekretion angefangen hat, bleibt sie wie bei einer normalen Trächtigkeit auch bis zum 120. Tag erhalten. Bei allen anderen Tieren hat eCG FSH – Wirkung und kann so in der Zyklusmanipulation verwendet werden um Superovulationen auszulösen.

Placentäre Lactogene

Placentäre Lactogene sind speziesspezifisch und ähnelt in ihrer Wirkung Prolactin und STH. Sie regulieren das Wachstum und die Differenzierung der Milchdrüse.

Relaxin

Relaxin wird nicht bei allen Tierarten gebildet und lockert die Beckensymphyse auf indem es den Wassereinbau in kollagene Fasern fördert.

Eicosanoide

Von der Placenta werden die Prostaglandine PGE_2 und $PGF_{2\alpha}$ vor allem in der letzten Phase der Trächtigkeit gebildet und spielen eine wesentliche Rolle für das Einleiten der Geburt.

4.9. Mediatorstoffe

Serotonin

Serotonin findet man im ZNS, in der Milz, in der Lunge und im GI – Trakt. Im ZNS reguliert es Aufmerksamkeit, Schlaf und Stimmungslage, die Nahrungsaufnahme und sensorische Transmissionen. Außerhalb des ZNS wirkt es vasokonstriktorisch, wirkt fördernd auf die Darmmotilität und reguliert den Tonus der Bronchialmuskulatur.

Histamin

Histamin wird in Mastzellen gespeichert, die Ausschüttung bewirkt eine Kontraktion der glatten Muskulatur im Respirationstrakt, Magen – Darm – Trakt und im Uterus, hingegen in den Gefäßen hat es relaxierende Wirkung. Die Vasodilatation führt zur Blutdrucksenkung und zur Rötung der betroffenen Areale. Des Weiteren steigert Histamin die Permeabilität der Kapillaren, wodurch vermehrt filtriert wird und auch größere Bestandteile des Blutes ins Gewebe übertreten können, folglich kommt es zur Ödembildung.

Histamin wird daher bei Verletzungen des Gewebes aus seinen Speichern freigesetzt und ist ein wichtiger Mediator bei Entzündungsprozessen.

Plasmakinine

Zu den Plasmakininen gehören Bradykinin, Kallidin und Methylkallidin. Ihre Wirkung entspricht der von Histamin, inaktiviert werden sie von ACE (Angiotensin Converting Enzyme), wodurch die Behandlung mit ACE – Hemmern immer auch zur Folge hat, dass diese Proteine verstärkt vorkommen.

Bradykinin kann an Rezeptoren am Endothel binden und führt zur Vasodilatation und dazu, dass die Gefäße durchlässiger werden. Dadurch kommt es zur Bildung von Ödemen.

Kallidin und Methylkallidin wirken ebenfalls vasodilatorisch und führen zu Permeabilitätssteigerung in den Kapillaren.

Eicosanoide

Eicosanoide werden aus den Fettsäuren Arachidonsäure und Eicosapentaensäure hergestellt und untergliedern sich in Prostaglandine, Prostacyclin, Thromboxane und Leukotriene. Sie gehören zu den Gewebemediatoren und sind an der Blutgerinnung, Vasodilatation und entzündlichen Prozessen beteiligt.

Prostaglandine können unterteilt werden in die E – Serie und die F – Serie, wobei die E – Serie weiter umgebaut werden kann in die Serien A bis D. Sie sind Schmerzmediatoren, beteiligen sich bei der Entstehung von Fieber und von Entzündungen. Sie fördern die Sekretion der Schilddrüse, der Nebennierenrinde, der Nebenschilddrüse und des Ovars, sekundär kommt es im Corpus luteum nach erhöhter $PGF_{2\alpha}$ - Ausschüttung zum sistieren der Progesteronsynthese. Im Magen hemmen sie die HCl – Produktion.

Prostaglandin D_2 (PGD_2) hemmt die Thrombozytenaggregation und führt zur Relaxation von glatten Muskelzellen, zur Vasodilatation in der Niere und zur Wasserresorption im Dünndarm.

Prostaglandin E_2 (PGE_2) fördert die Durchblutung der Niere und die Freisetzung von Renin. Außerdem fördert es die Vasodilatation und fördert in niedriger Konzentration die Thrombozytenaggregation.

Prostaglandin $F_{2\alpha}$ ($PGF_{2\alpha}$) fördert die Kontraktion der Uterus – und Bronchialmuskulatur und hemmt die Wasserresorption im Dünndarm.

Prostacyclin oder Prostaglandin I_2 (PGI_2) wirkt vasodilatorisch, führt zu Fieber, Schmerzempfindlichkeit und es hemmt die Thrombozytenaggregation.

Das einzig relevante Thromboxan ist Thromboxan A_2 (TXA_2), welches die Thrombozytenaggregation fördert und vasokonstriktorisch wirkt.

Cytokine

Cytokine werden vor allem von Makrophagen und Leukozyten gebildet und sollen Zellen aktivieren. Zu ihnen zählen Interleukine, Lymphokine, der Tumornekrosefaktor und γ - Interferon.

Interleukine stimulieren oft die Proliferation oder Aktivierung von lymphoiden Zellen und sind bei Entzündungsprozessen beteiligt. Sie können auch Fieber erzeugen und in der Leber die Ausschüttung von Akute – Phase – Proteine stimulieren.

Es gibt den Tumornekrosefaktor α und β, wobei sie beide ähnliche Wirkungen haben. Sie werden hauptsächlich von Makrophagen produziert und fördern lokal Apoptose, systemisch Gewichtsverlust und stimulieren T – und B – Lymphocyten.

Interferone sind speziesspezifisch und werden in Typ I und Typ II unterteilt. Typ I kann weiter in α - Interferon (IFN - α), welches von Leukocyten gebildet wird, und β - Interferon (IFN - β), von Fibroblasten produziert, eingeteilt werden. Typ II kann auch als γ - Interferon (IFN - γ) bezeichnet werden und wird von T – Helferzellen ausgeschüttet.

IFN - α wird als Reaktion auf virale Infektionen produziert und wirkt auf die Wirtszelle sowie auf die Nachbarzellen, die dadurch geschützt werden. Es bewirkt die Expression antiviraler Gene und fördert die Produktion von MHC I - Molekülen. MHC I präsentiert Virusbestandteile an der Zelloberfläche, wodurch T – Zellen aktiviert werden. Außerdem werden durch IFN - α NK – Zellen stimuliert, welche virusbefallene Zellen töten.

IFN - β wird von virusbefallenen Fibroblasten gebildet und hat ähnliche Wirkung wie IFN - α.

IFN - γ wird vor allem CD4 – positiven TH_1 – Zellen ausgeschüttet, wenn sie Kontakt zu antigenpräsentierenden Makrophagen hatten und sind antiviral und antitumoral. Allerdings können auch CD8 – positive T – Zellen, dendritische Zellen und NK – Zellen IFN - γ produzieren. IFN - γ aktiviert Makrophagen und fördert die Bildung von Bakteriziden, wie NO, in ihnen. Des Weiteren wird unter seinem

Einfluss die Expression von MHC II – Molekülen gefördert, bei normalen Zellen die von MHC I.

Literatur Homöostase, Endokrinologie & Strss

Cunningham, James G.; Klein, Bradley G: *Textbook of veterinary physiology*. 4. Auflage. Missouri: Saunders Elsevier, 2007.

Engelhardt, Wolfgang von; Breves, Gerhard (Hg): *Physiologie der Haustiere*. 2., völlig neu bearbeitete Auflage. Stuttgart: Enke Verlag, 2005.

Silbernagl, Stefan; Despopoulos, Agamemmnon: *Taschenatlas der Physiologie*. 4., überarbeitete Auflage. Stuttgart/New York: Georg Thieme Verlag, 1991.

Schattauer: Zentrale Regulation und Strukturen der Eneriehomöostase

Websites:
http://www.med-college.hu/en/wiki/artikel.php?id=852 [Stand 2016]

http://www.medizin-wissen-online.de/index.php/innere-medizin/144-nephrologie/stoerungen-des-wasser-und-elektrolythaushaltes/421-hyperposphataemie [Stand 2016]

http://www.medizin-wissen-online.de/index.php/innere-medizin/144-nephrologie/stoerungen-des-wasser-und-elektrolythaushaltes/134435-hypophosphataemie [Stand 2016]

http://www.vitalstoff-lexikon.de/Mineralstoffe/Calcium/ [Stand 2016]

http://flexikon.doccheck.com/de/Säure-Basen-Haushalt [Stand 2016]

http://flexikon.doccheck.com/de/Alkalose?utm_source=www.doccheck.flexikon&utm_medium=web&utm_campaign=DC%2BSearch [Stand 2016]

http://flexikon.doccheck.com/de/Azidose?utm_source=www.doccheck.flexikon&utm_medium=web&utm_campaign=DC%2BSearch [Stand 2016]

http://flexikon.doccheck.com/de/Energiestoffwechsel [Stand 2016]

verglichen mit den aktuellen Vorlesungsunterlagen der Physiologie